착한 비타민
똑똑한 미네랄
제대로 알고 먹기

책머리에

비타민·미네랄로 건강체질을 만드세요!

일에 쫓겨 제대로 식사를 챙기지 못하는 이들을 위해 시중에는 수많은 보충제와 영양보조식품이 나와 있다. 그런데 이런 보충제나 영양보조식품은 대부분 특정 성분을 많이 갖고 있거나, 혹은 다양한 성분을 골고루 갖추고 있는 대신 모든 성분이 충분하게 들어 있는 것은 아니다. 때문에 자신의 몸 상태에 맞춘 것이 아니라 그저 좋다니까, 남들이 권하니까 먹는 영양제라면 건강에 도움이 될 가능성은 거의 없다.

한편에서는 영양제의 과다 복용에 대한 우려의 소리가 높다. 영양제뿐 아니라 칼슘을 강화한 과일 주스, 특정 비타민이나 미네랄 성분을 강화한 식품들도 많이 판매되고 있기 때문이다. 과일 주스나 두유는 집에서 만드는 것과는 달리 대부분 과일이나 콩을 짜서 압축한 원액을 다시 희석한 것이다. 이 과정에서 비타민과 미네랄이 파괴되므로 다시 합성 비타민을 첨가한다. 또한 비타민 C는 강력한 항산화 효과 덕분에 방부제 대신 식품에 첨가되기도 한다. 사정이 이렇다 보니 비타민 과잉 역시 결핍만큼이나 염려해야 할 문제이기는 하다.

또한 먹을 것이 충분한 현대사회에서는 사실상 영양제가 필요하지 않다는 의견도 많다. 이론적으로는 하루 세끼 싱싱한 과일, 해조류, 고기, 생선, 잡곡을 잘 챙겨서 먹고 술, 담배, 탄산음료, 카페인 등을 먹지 않으면 따로 비타민을 보충하지 않아도 된다.

하지만 이런 이상적인 식단은 매끼 챙겨먹기 힘들고, 하루에 한두 끼만 가능한 경우가 대부분이다. 너무나 바쁜 현대인의 생활 자체가 올바른 식습관을 유지하기 힘든 구조이다. 때문에 자신의 몸 상태에 따라 필요한 성분을 따로 보충해야 하는 것이다.

우리 몸은 병으로 진행되기 전에 스스로 치유하는 힘을 갖고 있다. 이를 자연치유력, 면역력이라고 한다. 그런데 '디테일'이 어긋나면 자연치유력은 언제 있었냐는 듯 사라지고 질병의 공격에 대응은커녕 허물어진다.

물론 대부분의 병은 병원에 가면 치료할 수 있다. 그러나 독한 약을 쓰는 것이 소 잃고 외양간 고치는 방법이라면 균형 잡힌 식생활로 건강을 챙기는 것은 만사 불여튼튼, 유비무환의 자세이다. 그래서 이 책에서는 모두가 중요하다고 알고는 있지만, 정확하게 무엇이 어떻게 필요한지는 잘 모르는 비타민·미네랄과 중금속에 대한 내용으로 채우려고 한다.

이 책에는 전문가는 물론 일반인들이 이해하기 쉽도록 다양한 비타민과 미네랄에 관한 이야기를 풀어썼다. 특히 바르게 섭취하는 요령, 질병이나 증상·연령별 맞춤 처방까지 일상생활에서 활용할 수 있는 정보들을 자세히 담았다.

사소한 1초, 1초가 모여 한 사람의 역사를 이루고, 1g의 살과 뼈와 피가 모여 한 사람의 몸을 이룬다. 닉슨 대통령의 워터게이트 사건처럼 작은 디테일 하나가 큰일을 망치기도 하고, 작은 친절이 한 사람이나 한 나라의 인상을 완전히 뒤바꾸기도 한다. 이런 '디테일'의 힘은 건강을 지키는 데도 매우 중요하다. 이 책에서 소개한 비타민과 미네랄에 관한 상식이 건강 디테일의 힘을 갖추는 데 도움이 되길 바란다.

이승남

차례

책머리에 · 2
시작하는 글 · 8
　내가 먹는 것이 바로 나 | 현대에도 영양실조는 있다 | 중금속에 중독된 현대인
　적당히, 알아서 먹는 영양제는 불균형만 부추긴다 | 디테일의 힘

1장 착한 비타민 손쉽게 챙기기 · 20

여성에게 좋은 비타민 A · 23
뭉쳐야 사는 비타민 B군 · 27
　마음을 밝게 해주는 비타민 B_1(티아민)
　머리를 좋게 하는 비타민 B_2(리보플라빈)
　호르몬 재료인 비타민 B_3(나이아신)
　행복을 전하는 비타민 B_5(판토텐산)
　심장병을 예방하는 비타민 B_6(피리독신)
　대머리를 예방하는 비타민 B_7(비오틴)
　기형아를 예방하는 비타민 B_9(엽산)
　혈액을 만드는 비타민 B_{12}(코발라민)
항산화를 돕는 비타민 C (아스코르빈산) · 40
태양의 선물 비타민 D(에르고스테롤) · 45
혈액을 맑게 해주는 비타민 E(토코페롤) · 48
내출혈을 예방하는 비타민 K(메나디온) · 52

피부를 윤택하게 하는 비타민 F (리놀레산, 리놀렌산, 아라키돈산) · 54
모세혈관을 튼튼하게 하는 비타민 P (바이오플라보노이드, 루틴, 헤스페리딘, 퀘르세틴) · 56
상처난 점막을 회복시키는 비타민 U · 58
몸속의 감초 식이성분 · 59
    기억력을 지켜주는 콜린
    콜린의 단짝, 이노시톨
    판토텐산을 돕는 PABA (파라아미노벤조산)
    체지방을 에너지로 바꾸는 카르니틴
비타민 똑똑하게 먹는 법 · 64

2장 똑똑한 미네랄 제대로 알기 · 66

몸 튼튼, 마음 튼튼 칼슘 · 69
마음을 안정시키는 마그네슘 · 74
심장박동을 안정시키는 인 · 78
혈압을 낮춰주는 칼륨 · 80
혈액의 균형을 맞추는 나트륨 · 82
피부에 좋은 미네랄, 황 · 85
위액의 주성분인 염소 · 87
지적 능력을 유지하는 철분 · 89
카사노바가 사랑한 아연 · 92
기억력을 향상시키는 망간 · 96
검은 머리카락의 비결, 구리 · 98
심근경색 · 뇌졸중 · 암을 막는 든든한 보험, 셀레늄 · 101
신진대사를 조절하는 요오드 · 105

식도암을 예방하는 몰리브덴 · 107
인슐린을 보조하는 크롬 · 109
빈혈을 없애는 코발트 · 111
이 튼튼, 뼈 튼튼 불소 · 113
먹는 산소 게르마늄 · 115
천연 인슐린 바나듐 · 118
뼈를 키우는 규소와 붕소 · 120

3장 항산화물질로 젊음 유지하기 · 124

노화를 방지하는 카로티노이드 · 127
천연 에스트로겐, 이소플라본 · 131
세포 산화를 막는 코큐텐 코엔자임 Q10 · 133
항암효과 뛰어난 알리신 · 135

4장 미네랄로 중금속 배출하기 · 138

아토피성 피부염을 부르는 수은 · 141
비행청소년을 만드는 납 · 145
치매를 부르는 알루미늄 · 148
칼슘 흡수를 막는 카드뮴 · 151
사약 원료였던 비소 · 154

석탄에서 나오는 베릴륨 · 157
피부염을 일으키는 니켈 · 159
제초제의 주성분 주석 · 161
칼슘 흡수를 막는 스트론튬 · 163

5장 맞춤형 비타민과 미네랄로 처방받기 · 166

생활 속 맞춤형 비타민 · 미네랄 처방 · 167
여드름 | 무좀 | 탈모 | 수족냉증 | 변비 | 건조한 피부 | 숙취 | 두통 | 발기부전 | 불면증 | 가려움증 | 시차 극복 | 근육통 | 폐경기 증상 | 생리통 | 월경전 증후군 | 피임약 복용 중 | 멀미 | 용종 | 수술 후 몸조리 | 금연 | 스트레스 | 햇볕에 탄 데 | 사마귀 | 만성피로증후군

연령별 맞춤 비타민 · 미네랄 처방 · 176
청소년기 : 싱싱하게 피어날 푸른 '꿈'을 위해
30~40대 성인 남성 : 성공을 향한 활기찬 '에너지'
30~40대 성인 여성 : 진정한 '아름다움'이 꽃을 피울 때
50대 이상의 남성 : 인생의 보람을 이끄는 '자신감'
50대 이상의 여성 : 영원한 '젊음'을 위하여

시작하는 글

내가 먹는 것이 바로 나

조금 동떨어진 얘기로 시작해 보자. 데카르트는 이렇게 말했다. '나는 생각한다. 고로 나는 존재한다.' 인간의 존재에 대한 철학계의 정의를 의학계 버전으로 바꾸면 이렇다. '내가 먹는 것이 바로 나다.' 의성 히포크라테스가 한 말이다.

데카르트의 사유가 그렇듯 히포크라테스의 이 말도 절대 진리이다. 정신적인 영역을 존재하게 하는 것이 생각이라면, 무엇을 어떻게 얼마나 먹었느냐는 한 사람의 인생을 결정한다. 단순히 몸과 건강상태만을 좌우하는 것이 아니다. 영양 불균형은 ADHD(주의력결핍 과잉행동장애)와 우울증 같은 정서장애의 원인이 되기도 한다. 건강 없는 인생의 비전도, 행복도 없다는 점에서도 '먹는 것은 곧 나다'.

때문에 필자는 진료실에서 환자들에게 약 복용법만큼이나, 아니 어쩌면 그보다 더 식생활 습관을 강조한다. 환자가 올 때마다 무엇을 어떻게 먹어야 하는지, 어떻게 먹는 것이 진짜로 잘 먹고 잘 사는 법인지 등을 누누이 이야기한다. 약보다, 주사보다, 병원에서 필자와 마주앉아 얘기하는 시간보다 더 중요한 게 식탁 위, 일상 속 습관이기 때문이다. 설령 효과를 100% 장담하는 특효약이 있더라도 식생활 습관이 바뀌지 않는다면 아무 소용이 없다.

알레르기 환자를 예로 들어 보자. 필자는 20년 가까이 아토피나 비염, 천식 등 알레르기 환자를 치료하고 있다. 이런 알레르기 질환은 평생 달고 살아야 하는 난치병이지만, 요즘에는 면역치료로 90% 이상에서 좋은 효과를 보이고 있다.

하지만 모든 환자가 쉽게 좋아지는 것은 아니다. 여전히 인스턴트식품과 탄산음료를 즐기고, 밥을 거의 매일 사먹거나 가공식품으로 때우고, 운동을 게을리하고, 집이나 사무실에서 환기도 잘 안 시킨다면 아무리 열심히 병원에 다니며 주사를 맞고 약을 먹는들 몸이 나아질 리 없다. 여전히 몸속에는 음식과 오염된 공기를 통해 흡수한 납이며 비소 등 중금속이 쌓여 있고, 즐겨 먹는 가공식품이나 인스턴트식품으로 공급할 수 있는 것은 5대 영양소(탄수화물·단백질·지방·비타민·미네랄) 중에 고작 탄수화물과 지방뿐이기 때문이다.

이런 사람들에게는 '백약이 무효'라는 말이 딱 맞다. 이런 사람은 따끔한 주사(알레르기 주사는 꽤나 아픈 편인데, 어린이보다 성인이 더 아프다)에 앞서 주사보다 더 따끔한 필자의 질책을 한참 들어야 한다. 병을 고치는 건 의사가 아니라 본인이다. 왜? 무엇을 먹을지 결정하고 실제로 먹는 것은 본인이다. 의사에게 의존할 것이 아니라 스스로 식생활 습관을 바꾸는 것이 무엇보다 중요하다.

현대에도 영양실조는 있다

그렇다면 안 아픈 사람은, 병원에 갈 필요성을 못 느끼는 사람은 지금의 식습관을 그대로 유지하면 되는 걸까? 결론부터 말하자면 'No'이다. 대부분의 현대인은 영양 결핍 또는 영양 과잉 상태에 놓여 있기 때문이다.

당뇨나 비만 예방을 위해 먹고 싶은 것도 참아야 하는 시대에 영양실조라니 의아하게 들리겠지만 엄연한 사실이다. 먹을 것이 부족해서가 아니다. 과거의 영양실조는 주로 단백질 결핍이었지만 현대의 영양 결핍은 비타민이나 미네랄 결핍이다. 실제로 심한 간경화, 말기 암환자의 사망원인 대부분은 영양실조이다.

건강하다고 생각하는 사람도 의외로 영양실조인 경우가 많다. 보건복지

부에서 시행한 '2007년 국민건강조사' 결과를 살펴보자. 과거에 비해 우리 국민의 영양섭취 수준은 질적으로 많이 발전했다. 그러나 여전히 칼슘은 73.8%, 리보플라빈은 59.7%, 비타민 C는 49.9%, 비타민 A는 45.4%가 충분히 섭취하지 못하고 있었다.

비타민은 생명(vital)과 단백질(amine·단백질을 이루는 가장 작은 단위인 아미노산)의 합성어로 '생명을 주는 영양소'란 뜻이다. 미네랄은 각종 신진대사를 돕고 우리 몸의 구성성분으로 꼭 필요하다. 이들 미량영양소가 부족하거나 불균형이 생기면 면역체계에 나쁜 영향을 미쳐 자연치유력이 떨어지고 노화가 빨리 진행된다.

비타민이나 미네랄의 단위는 우리가 흔히 쓰는 kg이나 g이 아니다. 대부분 mg, 그 이하인 것도 많다. 다시 말해 아주 조금만 섭취하면 된다. 대신 우리 몸에서 만들지 못하는 것이 대부분이고, 만들더라도 요구량보다 부족하게 만들기 때문에 반드시 음식이나 보충제로 섭취하는 것이 바람직하다.

3대 영양소인 탄수화물, 단백질, 지방이 부족하면 눈에 띄게 살이 빠지거나 몸이 허약해진다. 하지만 비타민이나 미네랄이 부족할 때는 눈에 띄지 않게 서서히, 그러나 지속적으로 몸을 망가뜨린다. 암, 아토피 등 난치병이 생기는 것은 물론 더 빨리 늙고, 더 피곤하게 만들어 삶의 질을 뚝뚝 떨어뜨린다.

비타민과 미네랄, 어떻게 먹어야 좋을까?

비타민과 미네랄이 부족한 것은 국민건강조사가 말해주듯 음식으로 섭취하는 양이 적은 탓도 있지만 잘못된 습관, 환경 때문이다. 비타민과 미네랄은 무엇과 함께 먹는지가 특히 중요하다. 매일 충분한 양을 먹고 있다 하더라도 인스턴트식품, 가공식품을 즐긴다면 비타민과 미네랄이 부족할 수밖에 없다. 인스턴트식품이나 가공식품은 대부분 달고 부드러운데, 이는 탄수화물의 아주 작은 형태인 단순 당이 많기 때문이다. 단순 당은 몸속의 비타민 B군을 소모시켜 쉽게 피곤하게 만든다. 뿐만 아니라 비만의 원인이 되므로 성인병과 암을 유발할 수 있다. 또한 나트륨도 많이 들어 있는데, 나트륨은 부종을 유발하고 칼륨을 배출시킨다.

술, 담배는 또 어떤가? 술을 마시면 비타민 B와 C가 줄어드는데, 이 경우 결장암과 유방암에 걸릴 위험이 2배나 높아진다. 담배 한 개비를 피우면 최소 25mg에서 최대 75mg의 비타민 C가 파괴된다고 한다. 하루 한 갑을 피는 사람은 최소 500mg, 최고 1,500mg의 비타민 C가 파괴되는 셈이다. 비타민 C는 스트레스만 받아도 파괴되기 때문에 '스트레스 비타민'으로 불리기도 한다. 비타민 C가 파괴되면 백혈구의 면역력이 떨어져 각종 질병뿐만 아니라 암도 발생하기 쉽다. 또한 피부의 탄력이 떨어지고, 기미와 주근깨의 원인이 되기도 한다.

현대사회는 시스템 자체가 비타민이나 미네랄을 충분히 섭취하기에 어려운 구조이다. 농장에서 식탁까지, 수많은 손과 기계와 시간을 거치는 동안 비타민 C는 평균 20%, 비타민 B_2는 평균 38% 감소한다. 또한 환경오염으로 땅이 오염되고 화학 비료 등으로 토양의 미네랄이 부족해져 채소, 과일의 영양가도 떨어지고 있다.

미국 농무부 자료에 의하면 1975년에 비해 사과의 비타민 A는 41%, 피망의 비타민 C는 31%, 브로콜리의 칼슘과 비타민 A는 50%, 냉이의 철분은 8% 감소했다고 한다. 칼슘이나 마그네슘 같은 미네랄은 80% 이상 크게 줄었다. 예전과 똑같은 양의 과일을 먹어도 섭취하는 영양성분은 훨씬 줄어든 셈이다. 우리나라 역시 이와 크게 다르지 않다.

중금속에 중독도 비타민·미네랄이 해답

결핍보다 더 무서운 것이 중독이다. '중독' 하면 흔히 알코올 중독을 떠올리지만 현대인이 가장 취약한 중독은 바로 중금속이다. 물고기를 폐사시키고, 물과 곡류를 오염시키고, 수많은 사람들에게 고통을 주다가 끝내는 죽음에 이르게 한 이타이이타이병이나 미나마타병이 바로 중금속 중독이다. 이타이이타이병은 카드뮴, 미나마타병은 수은이 원인이다. 이런 병이 매우 드문 것으로만 생각하겠지만, 우리가 얼마나 중금속에 오염 또는 중독되기 쉬운지 한번 살펴보자.

잊어버릴 만하면 한 번씩 중국산 김치나 꽃게, 한약재 등에서 납 성분이 검출돼 우리를 놀라게 하곤 한다. 황사는 또 어떤가? 황사 속 미세먼지에는 카드뮴, 망간, 납 등 중금속이 다량 들어 있다.

어디 중국산뿐인가? 참치나 연어 등 맛 좋고 오메가-3 지방산이 풍부해 몸에도 좋다는 커다란 생선에도 수은이 많다. 미나마타병의 원인이기도 한 수은은 활성산소를 과다하게 증가시켜 세포나 DNA 변형을 유발하고, 이는 결국 아토피나 암으로 이어질 수 있다.

쓰레기소각장에서 나오는 환경호르몬인 다이옥신은 불임이나 기형아의 원인이 되기도 한다. 공장 폐수가 땅과 물을 오염시키고, 이는 다시 야채와 어패류로, 그리고 우리 몸으로 옮겨지며 축적된다. 먹이사슬을 거치는 동안 중금속은 더 강하게 농축된다.

공기 중에 포함된 중금속도 호흡을 통해 우리 몸으로 들어온다. 중독될 정도는 아니지만 미량의 중금속도 몸에 쌓이면 피로와 불면은 물론 상처 회복을 더디게 하고 아토피성 피부염을 유발한다. 흔히 원인불명, 스트레스성으로 알려진 많은 질병의 원인이 될 수 있다.

그렇다고 숨도 안 쉬고, 먹지 않고 살 수는 없는 노릇이다. 대신 우리 몸에 중금속이 쌓이지 않도록, 빨리 배출하는 방법을 찾아야 한다. 중금속을 배출하는 데 가장 좋은 방법은 비타민과 미네랄, 식이섬유를 충분히 섭취하는 것이다. 식이섬유는 대변으로 배출되면서 장내 독소를 함께 끌고 나가고, 비타민 A나 C 등 항산화물질은 독성을 무력화시키거나 배출을 돕는다. 비타민 C의 과다 부작용은 설사인데, 변비 때문에 몸에 독소가 많이 쌓인 경우에는 오히려 부작용이 아니라 희소식이 되는 것이다. 이처럼 비타민과 미네랄의 균형이 맞을 때 우리 몸은 자연스럽게 중금속을 배출해낸다.

'대충' 먹는 영양제가 불균형을 부추긴다

결핍과 중독이 동시에 나타난다는 것은 한마디로 우리 몸의 영양상태가 '불균형'이라는 신호이다. 영양성분과 중금속 섭취량을 비교했을 때 균형이 안 맞고, 영양성분만 놓고 보아도 균형이 맞지 않기는 마찬가지이다.

〈국민건강조사〉 결과를 보면 한국인은 나트륨은 충분섭취량의 3배 이상을 섭취하는 반면 칼슘은 권장섭취량의 63.4%, 칼륨은 58.6%만 섭취하는 것으로 드러났다. 이처럼 나트륨을 많이 섭취하고 칼슘과 칼륨이 부족하면 몸이 붓고, 혈압이 올라가고, 골다공증이 생길 수 있으며, 집중력도 떨어진다. 특히 짠 음식은 위암의 원인 중 하나이다. 미네랄 섭취 불균형으로 꼭 필요한 영양성분이 점점 더 부족해지는 것이다.

그나마 다행인 것은 우리 국민의 33.4%가 1년 안에 비타민이나 건강보조식품 등 보충제를 복용했다는 것이다. 과거 조사와 비교해 보면 보충제를 복용하는 이들이 점점 늘어나고 있는 추세다.

하지만 여기에도 문제가 있다. 주로 친지나 주위 사람 권유로 복용한다는 점이다. 의사의 권유로 보충제를 복용했다는 경우는 4.3%에 불과하다. 아마 의사에게 영양제를 먹어도 되느냐고 물어보면 싫어할 것이라는 선입견이 있는 것 같다. 필자가 환자들에게 집에 있는 영양제를 모두 갖고 오라고 해서 무엇을 먹고 무엇은 먹지 말아야 할지 알려주면 대부분의 환자들이 신기하게 생각하니 말이다.

영양제나 건강보조식품은 먹는 방법에 따라 약이 되거나 독이 되기도 한다. 빈혈도 없는 사람이 어지럽다고 철분제를 무분별하게 먹으면 심장질환이나 암이 생길 확률만 높아진다. 지나치게 많은 철분은 혈액을 끈끈하게 만들고, 활성산소를 더 발생시켜 몸속에 독소가 쌓이도록 만든다. 또한 비타민 A·D·E·K 같은 지용성 비타민은 과잉 섭취하면 독성반응이 나타난다.

먹는 방법에 따라 무용지물이 되기도 한다. 비타민 E는 강력한 항산화제이지만 알파, 베타, 감마, 델타 토코페롤이 함께 작용할 때 효과가 있고 특정 성분만 많으면 소용이 없다. 비타민 C의 도움도 필요하다. 비타민 E

가 활성산소나 지방산 분자의 산화작용을 막다가 전자 하나를 잃어버리면, 즉 손상되면 이를 비타민 C가 채워주기 때문이다. 비타민 C가 비타민 E의 항산화제로 작용하는 셈이다. 이처럼 비타민 C와 E가 활성산소를 없애려면 미네랄과 셀레늄, 아연의 도움이 필요하다.

비타민 B군도 마찬가지이다. 라이신, 리보플라빈 등 각각 모두가 중요한 작용을 하지만 다른 비타민 B군과 함께 있지 못하면 흡수되지 못하고 그대로 배설되기 쉽다.

체내에서 비타민 A로 전환되는 베타카로틴도 다른 카로티노이드의 도움이 필요한데, 카로티노이드의 종류만 해도 무려 650여 개에 달한다. 자연식품에는 비타민과 미네랄이 골고루 들어 있지만, 보충제의 경우 특정 성분을 강화한 경우가 많아 문제가 될 수 있다.

그렇다면 자신의 몸에 무엇이 넘치고 무엇이 부족한지 알아보려면 어떻게 해야 할까? 가장 좋은 방법은 모발 검사를 하는 것이다. 마약 사건이 터지면 마약 복용 여부를 확인하기 위해 모발검사를 시행한다. 머리카락에는 혈액이나 소변에 남아있지 않은 중금속, 영양성분까지 고스란히 기록돼 있기 때문이다.

많은 사람들이 '이승남은 무슨 영양제를 어떻게 먹나?'를 참 궁금해 한다. 여러 매체를 통해 자주 말했지만 아직도 궁금해 하는 사람들을 위해 여기서 한 번 더 밝힌다. 필자는 매일 하루에 종합비타민(비타민 B군) 한 알, 비타민 C 2g, 비타민 E 400IU, 리코펜 2알, 그리고 셀레늄과 비오틴을 한 알씩 먹는다. 리코펜은 흡연자의 폐암 예방에, 비오틴은 탈모 예방에 효과적이다.

필자의 아내에게는 여기에 칼슘을 추가하도록 권한다. 여성들은 남성보다 골다공증 위험이 훨씬 높기 때문이다.

자, 이제부터 우리에게 꼭 필요한 비타민과 미네랄 이야기를 시작해 보자.

1장

착한 비타민
손쉽게 챙기기

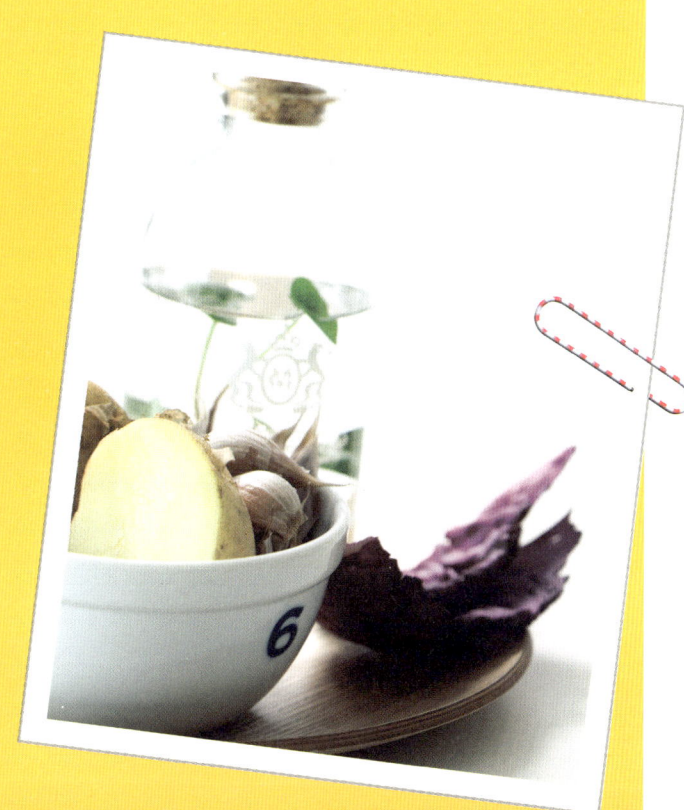

생명 유지를 위해서는 우리가 섭취한 음식물이 에너지로 바뀌어야 한다. 이때 효소와 효소의 역할을 보조하는 조효소가 활발하게 움직여야 탄수화물·지방·단백질이 에너지로 바뀔 수 있다. 비타민은 효소와 조효소의 구성 성분이다. 그렇기 때문에 비타민이 없으면 에너지를 만들 수 없는 것이다.

비타민은 지나친 활성산소의 피해를 막아주는 대표적인 항산화제이기도 하다. 공기와 음식을 통해 들어온 산소의 일부는 대사과정에서 과도한 활성산소가 되어 우리 몸을 공격해 세포막과 DNA, 혈관 등을 손상시킨다.

현대인의 질병 중 약 90%가 활성산소와 관련 있다고 알려졌는데, 특히 암과 동맥경화 등 심각한 질병과 노화의 원인이 된다. 노화와 성인병의 주범으로 손가락질 받는 활성산소는 일종의 짝 잃은 외기러기로 전자 하나가 부족해서 불안정하다. 그래서 짝을 찾아 쌍을 이루려고 다른 원자에서 전자 하나를 훔쳐오곤 하는데, 이 과정에서 우리 몸을 공격한다. 활성산소가 세포막에 있는 지방산 분자의 전자 하나를 훔치면 지방산 분자가 활성산소가 되어 또 다른 전자를 잡으러 나서면서 다른 분자를 공격하는 것이다.

이처럼 활성산소가 다른 분자를 공격하는 도미노 현상이 일어나면 우리 몸은 산화되어 녹슨 못처럼 건강을 잃고 만다. 이 활성산소에게 인심 좋게 전자 하나를 내주어 산화작용을 막는 것이 바로 비타민이다. 비타민이 중요한 것은 이 때문이다.

그렇다면 비타민은 많을수록 좋은 것일까? 효소나 조효소는 화학반응에 직접 참여하지 않기 때문에 소모되는 물질이 아니라 많이 필요하지 않다. 남는 수용성 비타민은 그대로 배출되지만, 남는 지용성 비타민은 몸에 쌓이기 때문에 지나치면 부작용을 일으킬 수 있다. 그래서 비타민은 필요한 만큼만 섭취하는 것이 중요하다.

여성에게 좋은 비타민 A

비타민 A에는 지용성 비타민인 레티놀과 몸속에서 비타민 A로 변하는 프로비타민 A인 카로티노이드가 있다. 레티놀은 동물성 식품으로만 섭취할 수 있는데, 화장품의 주름 방지 성분과 여드름 치료제로 유명하다.

카로티노이드는 동물성과 식물성 식품 모두에서 섭취할 수 있는데, 종류가 650여 가지나 된다. 카로티노이드는 필요한 만큼만 비타민 A로 바뀌며, 바뀌는 양은 대략 섭취량의 1/6 정도다.

그렇다고 나머지가 무용지물인 것은 아니다. 비타민 A로 전환되지 않은 카로티노이드 중 특히 알파카로틴과 베타카로틴, 리코펜은 발암물질을 파괴하고 강력한 항산화작용으로 다양한 종류의 암을 막아주며, 루테인은 시력을 보호하고 노인의 황반변성을 예방하는 데 효과적이다.

레티놀을 화장품 원료로 이용하는 것에서 알 수 있듯 비타민 A는 피부에 좋은 비타민이다. 비타민 A가 부족하면 각질이 지나치게 많아져 여드름과 건선 등이 생기기 쉽다. 반대로 비타민 A를 바르면 잔주름, 여드름은 물론 부스럼이나 피부 궤양을 없애는 데도 도움이 된다. 위와 장, 잇몸의 점막은 물론 호흡기 점막도 보호해 비염이나 기관지염, 감기 등에 잘 걸리지 않도록 저항력을 키워주기도 한다.

> **연합뉴스** "당뇨병 원인, 비타민A 결핍일 수도"<미국 연구팀>
>
> 기사입력 2015-01-17 10:31 최종수정 2015-01-17 12:02 기사원문
>
> (서울=연합뉴스) 한성간 기자 = 2형(성인) 당뇨병 원인은 비타민 A 결핍일지도 모른다는 연구결과가 나왔다.
>
> 미국 웨일 코넬 의과대학 약학과의 스티븐 트래시노 박사는 비타민 A 결핍이 당뇨병의 원인임을 보여주는 쥐실험 결과를 발표했다고 과학뉴스 포털 메디컬익스프레스(MedicalXpress)가 16일 보도했다.

비타민 A 결핍의 위험성을 알리는 2015년 1월 15일자 연합뉴스 기사

우리 몸에서 비타민 A가 많이 분포한 곳은 눈의 망막과 남성의 고환, 여성의 난소다. 빛을 감지하는 망막에 비타민 A가 부족하면 야맹증이 생기지만 충분히 섭취하면 노화로 인한 망막색소 결핍증도 예방할 수 있다. 비타민 A가 부족해 고환과 난소가 제 기능을 못하면 불임이 될 수도 있다.

여성의 경우 생리주기가 불규칙해지면서 생리전증후군, 유방섬유낭종, 유방암 등의 원인이 될 수도 있다. 최근에는 비타민 A의 결핍이 당뇨병의 원인이라는 연구결과도 나왔다.

또한 비타민 A는 세포 분화에도 중요한 역할을 하므로 임신과 수유기에도 중요하다. 특히 태아의 팔, 다리 등이 제대로 만들어지고 발달하려면 비타민 A가 반드시 필요하다. 임신 중 비타민 A가 부족하면 태아가 제대로 발달하지 못해 기형이나 사산으로 이어질 수 있다.

백혈구와 적혈구가 정상적으로 분화하는 데도 중요한 역할을 한다. 백혈구가 제대로 분화하지 못하면 면역력 저하와 빈혈을 일으킨다. 세계보건기구(WHO)는 모유의 비타민 A 함량을 높이기 위해 분만 후 56일 이내의 여성에게 하루에 1,050R.E(성인 남성 권장량+350R.E)의 비타민 A 섭취를 권장하고 있다.

콜레스테롤을 낮추는 약을 복용하는 경우도 비타민 A 흡수량이 줄어들므로 비타민 A 보충제를 먹어야 한다.

비타민 A는 미네랄·지방과 결합돼야 흡수가 잘 된다. 그렇기 때문에 다른 야채와 함께 기름으로 조리하는 것이 좋다. 당근이나 호박, 토마토는 그냥 먹거나 된장찌개에 넣는 것보다 고기를 구울 때 곁들이는 것이 영양면에서 더 낫다. 비타민 E와 함께 복용해도 흡수율이 높아진다. 대신 비타민 E가 결핍되면 비타민 A도 결핍될 수 있다.

지용성 비타민은 쓰고 남은 양을 몸속에 저장하므로 과잉 섭취하면 부작용이 생길 수도 있지만, 베타카로틴으로 섭취하면 간에서 필요한 만큼만 비타민 A로 전환한다. 그렇기 때문에 임신이나 수유기 여성, 나이가 많거나 유전적으로 콜레스테롤이 높은 사람, 알코올 중독자는 반드시 베타카로틴 형태로 섭취해야 한다. 반면 흡연자라면 베타카로틴이 아니라 리코펜으로 섭취해야 폐암 발생률을 낮추는 데 도움이 된다.

권장 섭취량 | 1일 700R.E
결핍증 | 야맹증, 안구건조증, 위염, 위궤양, 장염, 여드름, 건선, 면역력 저하
과잉 부작용 | (1,500R.E 이상 섭취 시) 간 독성, 선천성 기형, 식욕 부진, 피부 건조, 탈모, 골다공증, 시력 감퇴, 생리불순, 두통, 구토, 설사, 조산이나 기형, (카로티노이드의 경우) 피부 변색 등
함유 식품 | 녹황색 채소(당근, 호박, 토마토, 케일, 시금치, 파프리카 등), 생선간유, 간, 달걀, 유제품

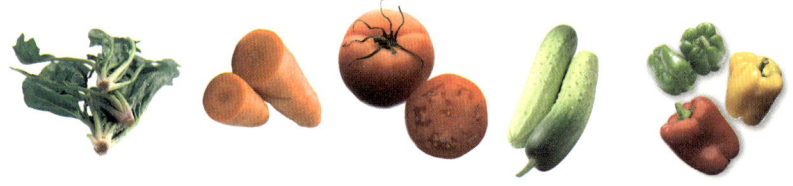

뭉쳐야 사는 비타민 B군

비타민 B군은 우리 몸의 모든 신진대사에 관여하는 조효소의 성분이므로 부족하면 신진대사 전체가 느려진다. 기본적으로 탄수화물, 단백질, 지방 대사 과정에 관여하며 스트레스에 방패 역할을 하는 것도 비타민 B군이다. 스트레스를 받아 흥분하면 비타민 B군이 쉽게 고갈되면서 소화불량, 두통 등 다양한 증상이 나타난다. 비타민 B군을 충분히 섭취하면 스트레스를 받더라도 그로 인한 증상을 쉽게 완화할 수 있다.

비타민 B군은 소장에서 흡수되는데, 각 성분이 서로 도우면서 경쟁적으로 흡수된다. 때문에 비타민 B_1, 비타민 B_2, 비타민 B_6의 양은 균형을 이뤄야 하며 여기에 항스트레스 성분인 판토텐산, 엽산, 비타민 B_{12} 등이 포함되면 금상첨화라고 할 수 있다. 특정 비타민 B만 복용한다면 함께 흡수돼야 할 다른 비타민 B가 부족해서 오히려 흡수가 잘 안 된다. 그래서 비타민

B군 전체, 즉 비타민 B군 복합체를 복용하는 것이 효과적이라는 것이다.

비타민 B군은 수용성 비타민이라 필요한 양만 빼고는 모두 배출되므로 매일매일 복용해야 한다. 아프거나 수술 직후, 스트레스를 많이 받을 때는 더 많이 섭취해야 한다. 평소에는 아침식사 후에 복용하는 것이 좋다. 대부분 밤보다는 낮에 스트레스를 받을 일이 더 많기 때문이다. 비타민 B군은 수용성 비타민이지만 과잉 섭취하면 아주 드물게 독성 부작용을 일으킬 수 있다.

마음을 밝게 해주는 비타민 B_1 티아민

탄수화물의 소화를 돕고, 남은 탄수화물을 지방으로 바꾸어 피하조직에 저장하고, 에너지 대사에도 관여한다. 신경계와 근육, 심장의 기능을 정상적으로 유지시켜 주며, 이뇨작용을 돕고, 성장을 촉진한다. 긍정적인 태도와 마음에 영향을 미쳐 '정신 건강 비타민'이라 불리기도 한다. 그래서 부족해지면 불안, 초조, 두통, 피로, 식욕 부진을 일으킨다. 심한 경우에는 신경계나 심장혈관계의 이상을 일으키는 각기병이 발생한다. 멀미를 할 때나 치과수술 후 통증을 덜어주는 데도 도움이 되며, 신경전도와 관계되므로 대상포진 치료에 쓰이기도 한다. 육류에 많은데, 열에 약해서 익히면 80%까지 파괴된다.

권장 섭취량 | 1일 1.0~1.3mg
결핍증 | 각기병, 신경 장애, 신경쇠약, 빈혈, 식욕 부진, 부종, 감각·운동 장

애, 전신 쇠약
과잉 부작용 | (매일 5~10g을 초과 섭취한 경우) 떨림, 헤르페스(포진), 부종, 불안·초조, 심장박동 증가, 알레르기, 메스꺼움, 구토, 입 마름, 현기증, 보행 장애
함유 식품 | 현미 등 도정하지 않은 통곡류, 콩, 달걀노른자, 생선, 땅콩, 육류, 우유, 대부분의 채소 등

머리를 좋게 하는 비타민 B_2 리보플라빈

탄수화물, 지방, 단백질을 에너지로 만드는 데 관여하며 두뇌 회전을 좋게 하는 신경전달물질을 만드는 조효소의 성분이다. 성장을 돕는 비타민으로, 특히 태아의 성장을 위해서는 상당한 양의 리보플라빈이 필요하므로 임신부가 충분히 섭취해야 하는 영양소이기도 하다. 피부, 손발톱, 머리카락의 건강을 유지하고 혀, 입 안, 입술 등이 헐었을 때 효능이 있으며 눈의 피로를 덜어준다. 비타민 B_3(나이아신), B_6(피리독신), 비타민 C 등과 함께 섭취해야 효과적이다. 돼지고기나 쇠고기, 우유에 풍부해서 결핍되는 경우는 드물지만 알코올 중독자나 피임약을 복용하는 여성, 스트레스가 많은 사람, 궤양이나 당뇨병 등으로 식이요법 중이거나 항생제를 복용하는 사람이라면 결핍될 수 있다.

권장 섭취량 | 1일 1.2~1.5mg
결핍증 | 입 안이나 입술 등 점막의

염증, 피부염, 성기 등의 기능 장애

과잉 부작용 | (미성년자의 경우) 마비, 가려움증, 화끈하고 따끔한 느낌 등, 메토트렉사트 같은 항암제의 효과 감소

함유 식품 | 돼지고기, 쇠고기, 뱀장어, 우유, 요구르트, 콩팥, 치즈, 푸른 잎 채소(시금치, 브로콜리, 피스타치오 등), 생선, 달걀 등

호르몬 재료인 비타민 B_3 나이아신

지방 대사를 돕는 비타민으로 음식을 통해 섭취해야 하는 다른 비타민과는 달리 간에서 아미노산 트립토판을 이용해 합성된다. 하지만 비타민 B_1, 비타민 B_2, 비타민 B_6 등이 결핍되면 합성이 안 된다. 나이아신은 코르티솔(스트레스 호르몬), 티록신(갑상선 호르몬), 인슐린 같은 일반 호르몬은 물론 에스트로겐, 프로게스테론 등 성 호르몬을 합성하는 데도 필수적이므로 부족하면 이 호르몬들이 작용해야 하는 기관에 영향을 미친다. 또한 혈중 콜레스테롤과 중성 지방 수치가 올라가면서 혈액순환 장애와 고혈압이 생길 수 있다.

반대로 나이아신 부족으로 콜레스테롤 수치가 높은 사람은 나이아신 복용량을 늘리면 도움이 된다. 갑작스런 설사에도 도움이 된다. 편두통과 구취 제거에도 유용하며, 귀의 전정기관 이상으로 어지럼증을 느끼는 메니에르병 환자들의 어지럼증을 줄여준다. 또한 신경계와 뇌기능을 건강하게 유지시키기도 하는데, 부족해지면 성격이 부정적으로 변한다. 피부를 촉촉하게 해주기도 하는데, 피부가 태양빛에 특별히 민감한 경우에는 나이

아신 결핍일 수도 있다.

나이아신은 요리를 하거나 오랫동안 보관해도 효능을 잃지 않는 몇 안 되는 비타민 중 하나다. 항생제를 함께 먹고 있다면 갑자기 나이아신으로 인한 홍조가 나타날 수 있으나 이는 정상이다. 보통 20분 안에 사라지며, 물을 1컵 마시면 도움이 된다. 심하다면 홍조가 없는 다른 항생제로 바꿀 수 있다. 공복이나 뜨거운 물과 함께 복용하면 구토를 할 수도 있다.

권장 섭취량 | 1일 5mg
결핍증 | 피부염, 체중 감소, 피곤, 불면증, 구토, 복통, 감각 이상
과잉 부작용 | 메스꺼움, 두통, 근육 경련, 부정맥, 황달, 간질환, 통풍, 홍조, 가려움증 등
함유 식품 | 생선, 간, 달걀, 견과류, 닭고기, 무화과, 말린 자두 등

행복을 전하는 비타민 B$_5$ 판토텐산

지방과 당분을 에너지로 전환하고, 세포벽을 만드는 지방산을 합성하는 데 핵심적인 역할을 한다. 또한 뇌의 콜린 성분이 신경전달물질인 아세틸콜린으로 전환되도록 도와서 중추신경계를 발달시킨다. 아세틸콜린은 행복한 감정이 생기는 데 중요한 역할을 하는 물질이다. 부신에서 코르티솔 호르몬이 분비되도록 만들므로, 염증이 생기는 것을 막는 데 간접적인 도움을 준다.

코르티솔은 스트레스 호르몬으로 알려져 있지만 염증을 억제하는 긍정적인 작용도 한다. 세포의 생성을 돕고, 성장을 유지하며, 상처 치료를 도

와서 병균의 감염을 막고, 수술 후의 충격을 다스린다. 많은 항체들의 독성반응과 부작용을 줄여주고, 피로를 예방하며, 콜레스테롤과 중성지방의 수치를 낮춘다. 장내 박테리아가 판토텐산을 합성할 수 있다. 관절염의 고통을 덜어주며, 콜레스테롤 수치를 낮추고 싶은 사람도 매일 1,000mg까지 섭취하면 좋다. 물론 복용하기 전에 반드시 주치의와 상담부터 해야 한다.

권장 섭취량 | 1일 4~7mg
결핍증 | 펠라그라, 피부염, 식욕 부진, 변비, 설사, 저혈당증, 십이지장궤양, 피로, 마비, 손발 쑤심
과잉 부작용 | 알려진 부작용 없음
함유 식품 | 육류, 도정하지 않은 통곡물, 콩팥, 간, 염통, 푸른 잎 채소, 견과류, 녹두, 양송이버섯, 수박 등

> **맞춤처방전**
> · 손발이 자주 저리면 시험 삼아 다른 비타민 B와 함께 판토텐산 섭취량을 늘려본다.
> · 알레르기가 심한 사람은 매일 아침저녁으로 비타민 B_5와 비타민 C를 각각 1,000mg씩 먹는다.

심장병을 예방하는 비타민 B_6 피리독신

단백질이 소화될 때 호모시스테인이 만들어지는데, 혈액 중 호모시스테인 농도가 높아지면 심혈관 질환과 치매에 걸릴 가능성이 높아진다. 비타민 B_6는 엽산, 비타민 B_{12}와 결합해 호모시스테인을 파괴해 심장질환(발

작) 위험을 큰 폭으로 낮춘다. 그러므로 고기를 좋아하는 사람에게 부족해서는 안 되는 성분이다. 장내 박테리아가 채소의 식이섬유에서 비타민 B_6를 합성하므로, 고기를 야채 쌈에 싸먹는 것은 음식궁합이 잘 맞는 방법이다.

비타민 B_6는 또한 적혈구와 혈액 속 항체를 만드는 데도 힘을 보태며, 면역체계를 강화하고 신장결석이 생기는 것도 막는다. 다양한 신경과 피부 관련 장애를 예방하고, 노화 방지 핵산의 적절한 합성을 촉진하며, 통증을 없애주는 효과도 있다. 다른 비타민 B군과 마찬가지로 신경전달물질과 호르몬 분비에 없어서는 안 될 영양소인데, 특히 기분을 즐겁게 하고 배변을 원활하게 하는 세로토닌 분비에 꼭 필요하다. 실제로 비타민 B_6는 정신분열증 환자의 치료에도 도움이 된다.

또한 메스꺼움을 달래주기 때문에 아침에 구역질을 하는 사람에게도 처방되며, 삼환계 항우울제를 복용하느라 입 안 건조와 배뇨장애를 겪는 사람에게도 도움이 된다. 야간 근육 경련, 다리 저림, 수족마비 등은 물론 특정 형태의 말초신경염, 하지불안증후군을 완화시키며, 자연 이뇨제의 역할을 한다.

그밖에도 트립토판이 비타민 B_3로 전환될 때, 비타민 B_{12}를 흡수할 때, 염산과 마그네슘으로 다른 성분을 만들어낼 때도 필요하다. 최상의 효과를 위해서는 비타민 B_1, 비타민 B_2, 판토텐산, 비타민 C, 마그네슘 등과 함께 복용해야 한다.

지나치면 자는 동안 어지럼증이나 꿈을 생생하게 기억하고 발이 마비되거나 경련이 일어나는 등의 증상이 나타나는 감각신경병증이 생길 수 있다. 심한 경우 자신의 다리를 통나무라고 느끼는 등 스스로의 몸을 인식하지 못한다.

지병이 있는 경우 피리독신 복용에 좀 더 신경 써야 한다. 레보도파 성분의 약물을 복용하는 파킨스씨병 환자는 비타민 B_6 제제를 먹어서는 절대로 안 된다.

권장 섭취량 | 1일 1.4mg
결핍증 | 식욕 부진, 설사, 신경 과민, 집중력 약화, 피부염, 근육 경련, 빈혈, 지루성 피부염, 설염, 간 손상, 혼수
과잉 부작용 | 감각신경병증
함유 식품 | 도정하지 않은 통곡류, 간, 생선, 연어, 콩, 멜론, 양배추, 당밀, 껍질째 조리한 감자, 달걀, 귀리, 땅콩, 호두 등

대머리를 예방하는 비타민 B_7 비오틴

지방과 단백질 대사를 돕는 필수 영양소이며, 황을 함유하고 있다. 흰머리가 생기지 않게 하며, 대머리를 예방하고 치료하므로 가족 중 대머리가 있어 고민되는 남성이라면 비오틴을 신경 써서 섭취해야 한다. 과잉증은 없으므로 충분히 섭취하면 좋다. 남성호르몬 분비도 도우므로 이래저래 남성에게 힘이 되는 비타민이다. 호르몬 분비를 원활하게 하고 혈구를 만드는 데 힘을 보태기 때문에 신경계와 골수의 기능을 원활하게 하고, 운동

> **"풍성한 모발미인 비결, 비오틴을 아시나요"**
>
> 헤럴드경제
> 기사입력 2014-12-29 13:23   최종수정 2014-12-29 13:33   기사원문
>
> [헤럴드경제=김태열 기자] '내가 먹는 것이 곧 내 몸을 구성한다.'는 말처럼, 영양소 섭취가 부족할 때 머리카락이 빠지거나 손톱이 갈라지거나 혹은 피부에 심한 각질이 생기는 등 모발, 손톱, 피부에 문제가 생길 수 있다. 특히, 비타민B군의 일종인 비오틴이 결핍되면 탈모 및 피부염 등의 증상이 발생할 수 있으므로 비오틴을 충분히 섭취하는 것이 중요하다. 이에 따라 최근 모발과 손톱 건강을 위해 비오틴 보충제를 찾는 사람들이 늘고 있다.

비오틴의 탈모 예방 효과를 보여주는 2014년 12월 29일자 헤럴드경제 기사

후 근육통도 덜어준다. 습진과 피부염이 자주 생기거나, 손발톱이 약해서 곧잘 깨지고 갈라지는 사람에게도 예방·치료제 역할을 한다.

임신 중에는 비오틴 수치가 조금씩 떨어질 수 있으니 주치의와 상담을 하고 적절한 영양제를 처방 받는 편이 좋다. 알코올 중독자와 골초 수준의 흡연자의 경우 장에서 비오틴을 생산하는 데 문제가 생기므로 따로 복용하는 것이 좋다. 밀크셰이크를 자주 먹는 사람도 마찬가지다. 밀크셰이크의 주재료는 날 달걀흰자인데, 날 달걀흰자에 있는 단백질의 일종인 아비딘이 비오틴 흡수를 막기 때문이다.

권장 섭취량 | 1일 100~200μg
결핍증 | 얼굴과 온몸의 습진, 피로, 지방 신진대사 악화, 식욕 감퇴, 탈모증, 우울증

과잉 부작용 | 없음
함유 식품 | 간, 이스트, 쇠고기, 돼지고기, 달걀, 우유, 치즈, 생선 등

> **맞춤처방전**
>
> · 항생제와 설파제를 먹는 중이라면 최소 25mg의 비오틴을 섭취하도록 한다.

기형아를 예방하는 비타민 B_9 엽산

　기형아 출산이나 조산, 유산을 예방하고 젖 분비량을 늘리기 때문에 임신부와 수유부에게 꼭 필요한 비타민이다. 임신 3개월 전부터 매일 권장량의 2배를 복용하면 이분척추 같은 신경관결손증 아기가 태어날 확률이 크게 줄어든다. 이는 엽산이 세포 분할에 필수적인 역할을 하고, 비타민 B_{12}와 결합해 성장 발달과 적혈구·핵산(RNA, DNA) 생산에 핵심기지 역할을 하기 때문이다. 그 외에도 항체를 만들어내도록 자극해 면역체계를 강화시키고, 뇌에서는 신경전달물질인 노르아드레날린 분비를 촉진시킨다.

　비타민 B군의 기본적인 역할인 탄수화물·단백질 대사를 돕는데, 특히 호모시스테인의 수치를 낮춰 심장질환과 동맥경화 위험을 줄인다. 매일 엽산 400mg과 비타민 B_6 2~10mg만 복용해도 심장발작 위험을 42%나 줄일 수 있다는 연구 결과도 있다. 판토텐산, PABA(파라아미노벤조산, 비타민 B군의 일종으로 엽산 형성을 돕는다)와 함께 먹으면 흰머리가 늦게 생기며, 피부가 고와진다. 또한 진통제 역할을 하며, 입 안의 염증도 예방한다.

앞서 설명했듯 적혈구 생산의 핵심기지이기는 하지만 지나치게 섭취하면 오히려 비타민 B_{12}가 결핍돼 빈혈이 생길 수도 있다. 또한 미네랄 활동에 지장을 줘 면역력을 떨어뜨리고, 상처 치유를 더디게 할 수 있다. 한편 비타민 C를 많이 섭취하면 엽산이 흡수되는 것보다 배설되는 것이 더 많아지므로, 비타민 C의 섭취량이 많다면 엽산의 섭취량도 늘려야 한다.

권장 섭취량 | 1일 400㎍
결핍증 | 거대적아구성 빈혈, 신경관 결손
과잉 부작용 | 피부 알레르기, 빈혈
함유 식품 | 골드키위, 녹황색 채소(케일, 브로콜리(단 가공, 저장, 조리 중 산화되기 쉽다), 부추, 파슬리, 시금치, 호박, 당근 등), 녹두, 땅콩, 간, 달걀노른자, 멜론, 살구, 아보카도, 콩, 밀가루, 진한 호밀가루 등

맞춤처방전

- 에스트로겐, 술폰아미드, 페노바르비탈, 아스피린 등을 먹고 있다면 엽산 섭취량을 늘린다.
- 항경련제인 페니토인을 복용하고 있는 간질 환자가 엽산을 다량 섭취하면 간질 발작을 일으킬 수 있다.

혈액을 만드는 비타민 B_{12} 코발라민

비타민으로는 유일하게 필수 미네랄 성분을 포함하고 있으며, 적혈구를 생성하고 재생해 빈혈을 예방하므로 '붉은 비타민'으로 알려졌다. 그래서 생리 전이나 생리 중에 비타민 B복합체의 일부로 B_{12}를 섭취하면

도움이 된다. 한편 뇌와 신경세포에 석회침착이 일어나거나 손상되는 것을 막아주는 기능이 있어 다발성경화증을 치료하는 데 사용되기도 한다.

소화작용 중 주로 단백질 대사에 관여하며, 호모시스테인을 파괴하고, 베타카로틴이 비타민 A로 바뀔 때도 힘을 보탠다. 또한 지방산 분자를 분해하는 카르니틴 생산에 가담한다. 집중력, 기억력, 균형감각을 키워주고 흥분을 가라앉힌다. 뼈를 튼튼히 하고 골다공증을 예방하는 데 도움이 되며, 엽산과 결합해 피부를 건강하고 탱탱하게 만들어주는 효과가 뛰어나다. 밥 먹기 싫어하는 아이들에게는 식욕을 증가시켜 성장에 도움이 된다. 흡연자의 암 발생률을 낮춰주므로 흡연자나 습관적으로 술을 마시는 사람에게는 더 많은 양이 필요하다.

비타민 B_6처럼 장내 세균이 만들어내는데, 필요한 양을 100% 만드는 것은 아니다. 비타민 B_{12}가 잘 흡수되려면 칼슘과 결합해야 하고, 갑상선 기능이 원활해야 한다. 주로 동물성 식품에 들어 있기 때문에 채식주의자에게는 부족하기 쉽다.

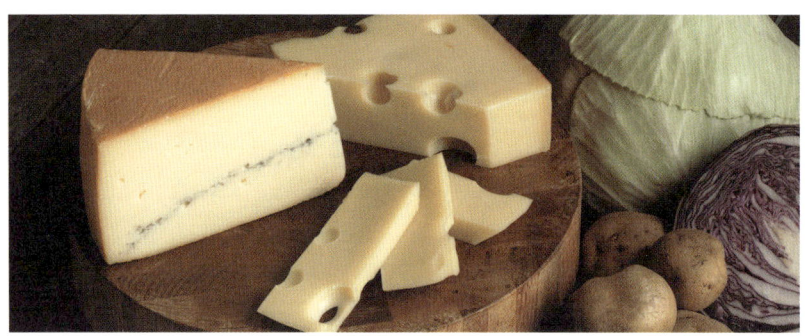

하지만 바로 배출되는 다른 비타민 B군과는 달리 특이하게도 간에 저장되므로 따로 섭취하지 않고도 3년이나 버틸 수 있고, 결핍 증상이 나타나기까지 5년 정도가 걸린다. 특히 채식주의자처럼 비타민 B_{12}는 부족하지만 엽산은 충분히 섭취하는 경우에는 결핍이 돼도 모를 수 있으니, 달걀과 유제품을 먹지 않는 채식주의자라면 비타민 B_{12} 제제를 먹는 것이 안전하다. 나이가 들면 위산 분비가 줄어들므로 비타민 B_{12} 흡수가 떨어지게 된다.

권장 섭취량 | 1일 2.4㎍
결핍증 | 재생불량성 빈혈, 신경 장애, 성인병
과잉 부작용 | 알려진 부작용 없음
함유 식품 | 간, 쇠고기, 돼지고기, 달걀, 우유, 치즈, 생선 등

맞춤처방전

- 노인은 비타민 B_{12} 흡수력이 10~30% 저하되므로 비타민 B_{12} 보충제가 꼭 필요하다.
- 위 절제수술 등을 받은 경우 위에서 분비되는 내인자가 줄어들어 비타민 B_{12} 흡수가 잘 안 되므로 보충제를 복용하는 것이 좋다. 전체 위 절제술을 받은 사람은 간혹 주사를 통해 투약하기도 한다.

항산화를 돕는 비타민 C
아스코르빈산

비타민의 대표 주자로 피로회복, 기미·주근깨·감기 예방 등 영향을 안 미치는 부분이 없을 정도로 다방면에서 우리 몸을 이롭게 한다. 비타민 E 등 다른 항산화제를 보호하고 면역세포에 힘을 주는 착한 비타민으로, 가히 항산화제의 최고봉이라고 할 수 있다.

착한 일의 파급 효과는 곳곳으로 미친다. 나쁜 콜레스테롤이 산화되는 것을 막고, 콜레스테롤 수치를 떨어뜨리고, 좋은 콜레스테롤을 많이 만들게 해 고혈압이나 심장발작 위험을 줄인다. 혈소판이 뭉치는 것을 막아 심장병이 있는 사람에게도 도움이 된다. 또한 직화구이나 소시지처럼 가공한 육류를 먹을 때 생기는 발암물질인 니트로소아민을 강력하게 억제한다. 그 외의 발암물질도 척척 억제하는 동시에 철분처럼 몸에 필요한 성분은 필요한 만큼만 흡수되도록 돕는다.

비타민 C 하면 떠오르는 것은 피로회복, 기미·주근깨 예방에 좋다는 것인데 피부에 좋다고 소문이 난 것은 피부 탄력을 좌우하는 콜라겐의 먹이 역할을 하기 때문이다. 콜라겐은 피부뿐 아니라 조직세포, 잇몸, 혈관, 뼈, 치아 등의 성장과 재생에 중요한 성분이다. 그래서 상처와 화상, 수술 후에도 비타민 C가 중요한 역할을 한다. 신경전달물질인 세로토닌과 노르아드레날린 생산에도 비타민 C가 필요하다.

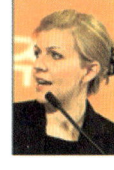

비타민 C의 효과를 소개한 2014년 3월 25일자 파이낸셜뉴스 기사

감기 예방 효과에서 알 수 있듯 비타민 C는 바이러스와 박테리아에 의한 여러 종류의 전염을 예방하고, 요도감염 치료제의 효과도 높여준다. 바이러스나 박테리아를 죽이는 것이 아니라 면역력이라는 보초를 세워 아예 병원균이 발붙일 곳을 없게 만드는 것이다. 병원균과 싸우는 백혈구 안에 고농도의 비타민 C가 있기 때문이다.

또한 기침과 눈물, 콧물을 유발하는 히스타민 생성을 억제해 감기는 물론 천식 증상 개선에도 도움이 된다. 사람을 제외한 대부분의 동물은 스스로 비타민 C를 만드는데, 병에 걸리거나 스트레스를 받으면 비타민 C 생산량이 급격히 증가한다. 반대로 사람은 아프거나 스트레스를 받으면 백혈구 속 비타민 C 농도가 뚝 떨어지면서 면역력과 저항력이 약해진다.

흡연자도 마찬가지다. 담배 한 개비만 피워도 20~25mg의 비타민 C가 파괴된다. 모두 일산화탄소 탓이다. 그러므로 스트레스를 많이 받거나, 담배를 피우거나, 공해가 심한 대도시에 산다면 비타민 C 보충제를 따로 복용할 필요가 있다. 노인과 임신부나 수유부, 피임약, 아스피린을 복용 중인 경우에도 비타민 손실이 크므로 따로 복용하는 것이 좋다.

비타민 C를 먹고 나서 화장실에 가면 소변이 유독 노란 것을 알 수 있다. 비타민 C가 배출된 탓인데, 섭취 후 2~3시간만 지나면 소변으로 배출되므로 항상 계속해서 섭취해야 한다. 식사 직후에 먹으면 비타민 C가 체내에 머무는 시간을 좀 더 길게 할 수 있다. 먹고 돌아서면 배출되므로 부작용은 별로 없는 편인데, 과잉 섭취하면 설사를 한다. 뒤집어서 생각해 보면 자연 변비약인 셈이다. 그 외의 부작용으로는 결석이 생길 수 있는데 비타민 C를 복용할 때 물을 충분히 마시고 마그네슘, 비타민 B_6를 함께 복용하면 결석 걱정은 안 해도 좋다.

하지만 혈액검사나 소변검사, 방사선 치료와 화학 치료를 받는 암환자는 검사 결과에 영향을 미칠 수 있으므로 다량의 비타민 C를 섭취해서는 안 된다. 지중해 빈혈, 혈액색소침착증처럼 철분 과다를 초래하는 유전적 질환을 앓는 사람들은 비타민 C의 다량 섭취를 피해야 한다.

또한 클로르프로파미드, 설파제 같은 당뇨병 치료제들은 비타민 C로 인해 효과가 떨어질 수 있다. 비타민 C가 많은 식품과 영양제를 섭취하기 2시간 전후로는 인삼을 먹지 않는 것이 좋다.

심하게 과다 복용된 비타민 C는 구리의 체내 흡수를 방해하고, 철분의 활동을 촉진시킨다. 이는 납, 수은, 철, 구리와 같은 중금속물질의 활동까지 초래할 수 있다. 이외에 비타민 C는 강력한 항산화작용 덕분에 가공식품의 방부제로도 사용되고 있다.

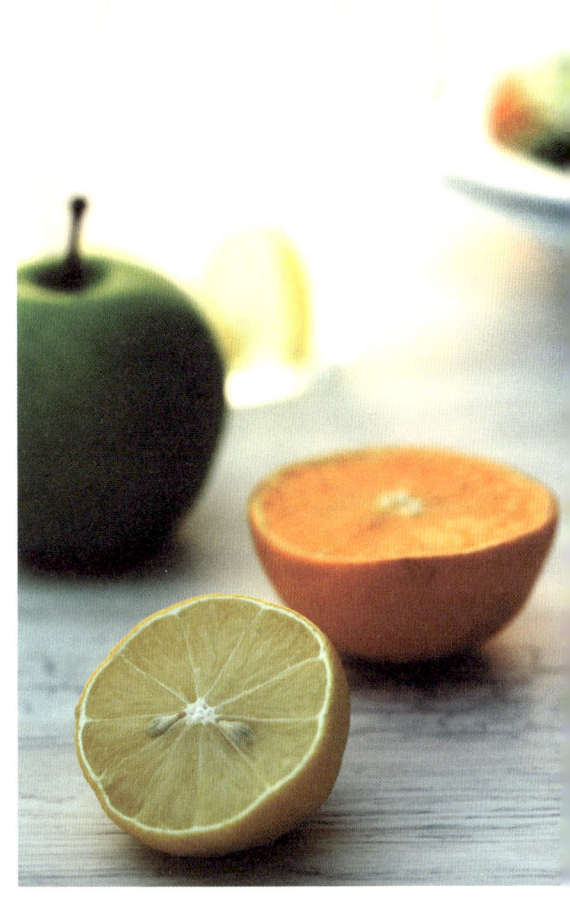

권장 섭취량 | 1일 80mg
결핍증 | 괴혈병, 출혈, 면역력 감소, 체중 감소

과잉 부작용 | 설사, 신장결석

함유 식품 | 감귤류(귤, 오렌지, 자몽, 레몬 등), 딸기류, 키위, 토마토, 감자, 푸른 잎 채소(파슬리, 파프리카, 브로콜리, 콜리플라워, 피망 등) 등

맞춤처방전

- 제 2형 당뇨병 환자는 매일 500mg의 비타민 C를 섭취하는 것만으로도 당뇨를 낮추는 데 도움이 될 수 있다.
- 감기에 걸렸을 때는 비타민 C를 하루 두 번 1,000mg씩 먹는 것이 좋다. 눈물과 콧물을 나게 하는 히스타민의 혈중 농도를 40%나 줄여준다는 연구 보고가 있다.
- 단순포진(헤르페스)이 생긴 순간부터 비타민 C를 고용량(2,000~3,000mg)으로 복용하면 증상이 완화된다.

태양의 선물
비타민 D

에르고스테롤

 비타민 D가 없다면 칼슘이 힘을 못 쓴다.
칼슘과 인이 뼈와 이에 튼튼하게 쌓이도록 돕는 것이 바로 비타민 D이기 때문이다. 또한 면역세포가 만들어지도록 돕고, 신경세포들 간에 명령 전달이 잘 되도록 돌보는 역할도 한다. 비타민 A, 비타민 C와 함께 먹으면 감기를 예방할 수 있으며, 콜린, 칼슘, 인 등과 함께할 때 최상의 기능을 발휘한다. 특히 요즘에는 비타민 D가 암의 60%까지 예방할 수 있다는 연구 결과도 발표되고 있다.

고기를 충분히 먹고 햇볕을 쬔다면 결핍 걱정을 하지 않아도 된다. 음식으로 섭취한 비타민 D는 장에서 기름과 함께 흡수되는데, 햇볕을 쪼이면 자외선과 피부의 지방성분과 반응해 비타민 D를 만들어낸다. 낮에 잠깐 외출하거나 점심 먹으러 나갔다 오는 사이에 받는 햇빛만으로도 충분히

> **경향신문**
>
> **잠깐! 비타민D 꼭 챙겨 드세요**
> 기사입력 2014-07-29 17:35 | 기사원문 | 0 >
>
> · 성인 남 91·여 96% 부족…골다공증 등 근골격계질환 불러
>
> 대다수 사람들은 비타민A·B·C 중 적어도 하나쯤은 챙겨 먹을 것이다. 하지만 비타민D는 간과하는 경우가 많아 자신도 모르는 사이에 비타민D 결핍이 진행되고 있다.
>
> 비타민D는 다른 비타민과 달리 햇빛을 통해 체내에 합성·생성된다. 평소 실내에서 주로 활동하는 현대인들은 비타민D가 부족해지기 쉽다. 특히 직장인, 수험생, 노년층에서 비타민D 결핍위험이 상승한다.

비타민 D와 칼슘의 관계를 소개한 2014년 7월 29일자 경향신문 기사

만들어진다. 또한 표고버섯이나 목이버섯처럼 몸속에서 비타민 D로 변하는 에르고스테롤이 풍부한 식품을 햇빛에 말리면 에르고스테롤 함량이 더욱 높아진다.

비타민 D는 요리를 해도 쉽게 파괴되지 않는다는 것이 장점, 대부분 육류나 등 푸른 생선 등 동물성 식품에 풍부하지만 표고버섯처럼 식물성인 경우 지용성 비타민이므로 기름과 함께 조리하는 것이 중요하다. 비타민 D는 지용성 비타민이라 몸에 쌓이는데, 우리 몸 안에 칼슘보다 비타민 D가 더 많아지면 뼈에서 칼슘을 빼내 혈관 내벽이나 간, 폐, 신장, 위장 등에 쌓아두므로 과잉 섭취하지 않도록 주의해야 한다.

하지만 편식을 하거나 음식을 골고루 먹거나 햇볕을 쬐기 어려운 노약

자, 햇빛이 잘 나지 않는 지역에 살거나 경련 방지 약품을 먹는 중이라면 섭취량을 늘려야 한다. 일광욕을 할 때는 자외선차단제를 바르되, 자외선에 직접 오랫동안 노출되면 피부암 위험이 높아지므로 일광욕 시간은 15분을 넘기지 않도록 한다.

권장 섭취량 | 1일 10㎍(400IU)
결핍증 | (30㎍ 이상 섭취시)구루병, 심한 충치, 골연화증, 노인 골다공증, 피부염증
과잉 부작용 | 갈증, 식욕 부진, 메스꺼움, 구토, 설사, 근력 약화, 두통, 신장결석, 관절염, 동맥경화, 고혈압, 가려움증, 눈의 통증, 고칼슘혈증, 고칼슘뇨증
함유 식품 | 생선간유, 정어리, 청어, 연어, 참치, 우유와 유제품, 달걀, 삼겹살, 마른 표고버섯, 마른 목이버섯 등

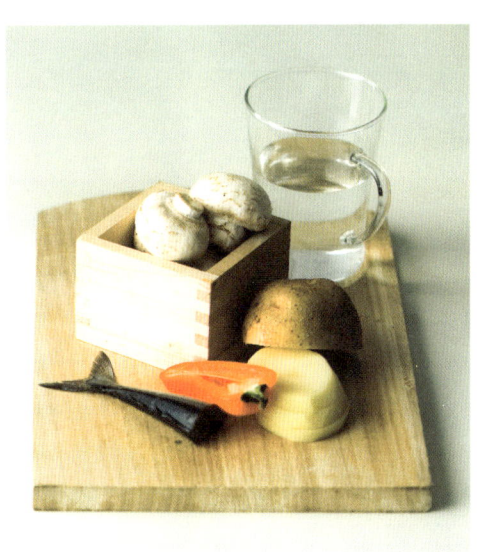

혈액을 맑게 해주는 비타민 E

토코페롤

　　노화 방지로 유명한 비타민 E는 강력한 항산화작용으로 비타민 A처럼 예민한 물질과 세포막과 체액 등 다른 조직을 보호하고 세포 노화를 지연시켜 젊어 보이게 한다. 또한 상처가 흉터로 남는 것을 막는다. 작은 상처는 피부 속으로 자연스럽게 스며들게 하고, 화상을 입은 피부의 회복을 촉진한다.

　그러나 무엇보다 주목받는 비타민 E의 효과는 혈전 방지 작용이다. 비타민 E는 혈액 응고를 촉진하는 비타민 K의 흡수를 막아 혈액이 응고되는 것을 막을 뿐 아니라 뭉친 혈액은 풀어주고 혈관을 확장시켜 혈액이 원활하게 흐르도록 하는 것이다.

　나쁜 콜레스테롤의 산화를 막는 것도 혈전 예방에 한 몫 한다. 덕분에 고혈압이나 심장병, 특히 허혈성 심장질환과 심장 발작의 위험을 낮춘다. 그러므로 육류나 튀김 등 포화지방산을 많이 먹는 사람은 비타민 E를 따로 복용하는 것이 좋다. 또한 다리 경련과 근육 경직을 완화시키는 데 유용하다. 하지만 혈전 방지를 위해 아스피린을 복용하고 있거나, 수술이 예정돼 있다면 수술 전후 2주 동안은 비타민 E를 복용해서는 안 된다. 지혈이 안 될 수 있기 때문이다.

비타민 E는 또한 질병과 싸우는 T세포의 힘을 강화시켜 면역력을 키우고, 통증이나 염증이 생기면 필수지방산인 아라키돈산(오메가-6)이 더 많이 만들어지도록 해 증상을 완화시킨다. 염증만 줄이는 것이 아니라 이뇨제로 작용해 혈압도 낮추고 다양한 항암작용을 하는데, 특히 췌장암의 악화를 막아주고 유방암 세포의 성장을 저지한다.

백내장과 임신부의 유산 위험도 낮춰준다. 따라서 임신부와 수유부는

경향신문 　지방간·담석동반 비만 환자… "고용량 비타민E 도움"

기사입력 2015-03-31 14:39 　기사원문 　　0

국제성모병원 황희진 교수, 비만건강학회 학술대회서 발표

지방간과 담석을 동반한 비만환자 치료시 고용량 비타민 E 등의 약물치료가 도움이 된다는 연구결과가 발표됐다.

가톨릭관동대 국제성모병원 가정의학과 황희진 교수는 지난 29일 세종대 광

비타민 E의 비만 치료 효과를 설명하는 2015년 3월 31일자 경향신문 기사

추가로 복용해야 하며 피임약을 먹는 여성은 물론 폐경기 여성도 섭취량을 늘려야 한다. 염소 처리된 수돗물을 그냥 마시고 있다면 더 많은 양의 비타민 E가 필요하다.

비타민 E를 흔히 토코페롤이라고 하는데, 엄밀히 말하는 알파·베타·감마·델타 4개의 토코페롤과 4개의 토코트리에놀로 나뉜다. 이 중 가장 활발한 활동을 하는 게 알파토코페롤이다. 감마토코페롤도 노화방지와 항산화작용으로 암이나 알츠하이머, 심장질환 등을 예방한다. 알파토코페롤을

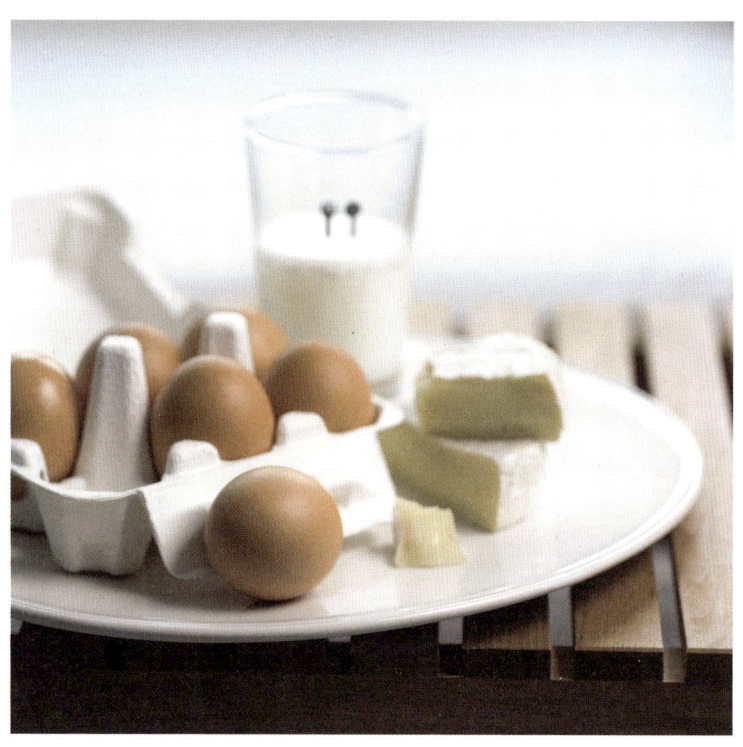

다량 복용하면 혈장에 포함된 감마토코페롤의 수치가 내려가므로 감마토코페롤이 함께 든 것을 섭취하는 게 좋다. 자연에서 난 식품에는 이들이 다양한, 적정 비율로 섞여 있다.

천연 비타민 E는 오래 보관하거나 가열해도 파괴되지 않을 만큼 강한데다 흡수력도 합성 비타민 E보다 2배나 더 높다. 참고로 보충제의 영양성분 표시 라벨에 천연 비타민 E는 'd-알파토코페롤'로, 합성 비타민 E는 'dl-알파토코페롤'로 씌어 있다.

비타민 E는 지용성 비타민이기 때문에 간, 지방조직, 심장, 근육, 고환, 자궁, 혈액, 부신, 뇌하수체 등에 저장된다. 그러나 다른 지용성 비타민과 달리 짧은 시간 동안만 체내에 저장되고, 1일 섭취량의 약 60~70%가 배설물을 통해 배출되므로 매일 복용하는 것이 좋다. 만일 철분제 중 황산 제1철이 함유된 영양제를 먹고 있다면 8시간 간격을 두고 비타민 E를 복용해야 한다. 무기철분이 비타민 E를 파괴하기 때문이다.

권장 섭취량 | 1일 10mg α-TE(약 400IU)
결핍증 | 야맹증, 안구건조증, 위염, 위궤양, 장염, 여드름, 건선, 면역력 저하
과잉 부작용 | (800mg 이상 섭취시) 설사, 두통, 혈액응고 장애, 메스꺼움, 근육 약화, 두통, 만성피로, 갑상선 기능 저하 등
함유 식품 | 식물성기름(콩기름, 참기름, 들기름, 올리브오일, 포도씨오일, 달맞이꽃기름 등), 견과류(호두, 잣 등), 푸른 잎 채소(시금치, 아스파라거스, 케일 등) 현미, 달걀 등

내출혈을 예방하는 비타민 K

메나디온

상처가 났을 때 지혈작용을 하는 것은 혈액 속 혈소판인데, 혈소판의 혈액 응고 성분을 돕는 효소를 분비해 혈액응고 작용을 촉진하도록 하는 게 바로 비타민 K이다. 그래서 담석증, 간질환, 위장질환, 장염 등 내출혈성 질환이 있으면 비타민 K가 결핍되기 쉽다. 반대로 비타민 K가 풍부하면 내출혈이 예방된다. 생리량이 너무 많은 경우 비타민 K를 섭취하면 도움이 된다.

비타민 K는 비타민 E나 와파린, 아스피린과는 반대되는 역할을 한다. 그래서 비타민 E를 많이 먹으면 비타민 K 흡수가 방해되기도 한다. 그래서 콜레스테롤을 낮추는 약을 복용중인 경우에는 비타민 K가 결핍될 수 있다. 광범위 항생제를 만성적으로 복용하는 경우도 마찬가지다. 지나친 설사는 비타민 K 결핍 증상일 수 있다.

또한 뼈의 단백질 성분인 오스테오칼신을 합성해 뼈가 쉽사리 부러지지 않도록 튼튼한 뼈를 만드는 데도 일조한다. 지용성 비타민인 비타민 K는 지용성 비타민으로, 인체에서 장내의 세균에 의해서 직접 생산되지만 그 양은 부족하기 때문에 보충이 필요하다.

권장 섭취량 | 1일 75㎍
결핍증 | 설사, 출혈(식품에 다량 들어 있어 결핍증이 거의 없음)
과잉 부작용 | 신생아의 용혈성 빈혈, 고빌리루빈혈증, 성인은 배설이 잘 되므로 독성이 거의 없음
함유 식품 | 푸른 잎 채소(시금치, 양상추), 식물성 기름(해바라기씨기름, 홍화씨기름, 식용유), 생선간유, 딸기, 요구르트, 닭고기, 완두콩, 달걀노른자, 해조류(다시마, 미역 등) 등

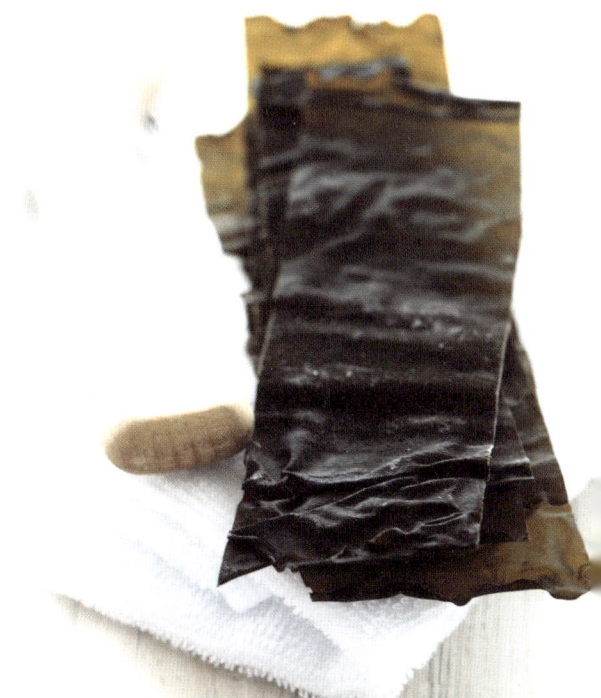

피부를 윤택하게 하는 비타민 F
리놀레산 · 리놀렌산 · 아라키돈산

비타민 F는 불포화지방산으로 동맥에 콜레스테롤이 쌓이는 것을 막아 심장질환을 예방하고, 포화지방의 연소를 도와 살이 빠지게 한다. 또한 피부와 머리카락을 윤기 있고 건강하게 유지시켜 주고, 세포의 성장을 돕는다. 방사선의 영향을 막아주는 역할도 한다.

전체적으로 불포화지방산과 포화지방은 2:1 비율로 섭취하는 것이 바람직하다. 해바라기씨앗 12작은술, 혹은 호두 9알을 먹으면 하루에 필요한 비타민 F를 모두 섭취할 수 있는데, 모두 견과류로 섭취하려 한다면 전체 섭취 열량이 높아져 오히려 살이 찔 수 있다. 반면 음식을 통해 비타민 E와 함께 섭취하면 보다 흡수가 잘 되고 섭취 열량도 낮출 수 있다.

권장 섭취량 | 1일 총 에너지의 15~20%
결핍증 | 습진, 여드름

과잉 부작용 | 알려진 부작용 없음

함유 식품 | 식물성 기름(해바라기씨기름, 홍화씨기름, 콩기름 등), 땅콩, 해바라기씨, 호두, 아몬드, 아보카도 등

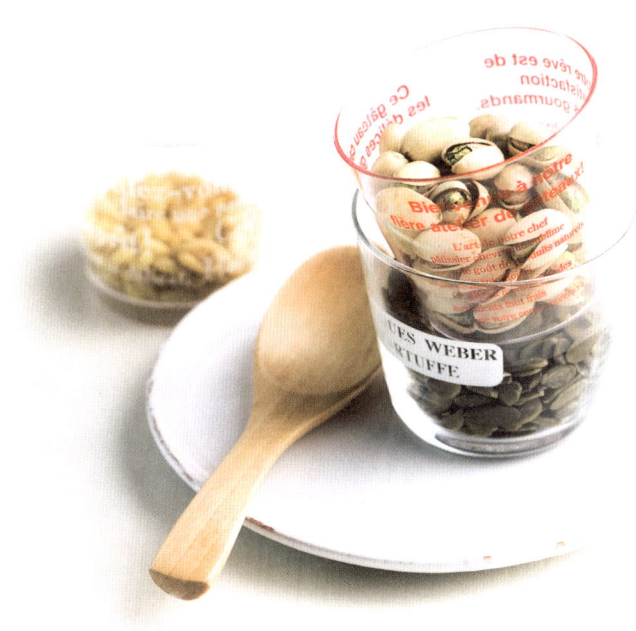

모세혈관을 튼튼하게 하는 비타민 P
바이오플라보노이드 · 루틴 · 헤스페리딘 · 퀘르세틴

비타민 C의 흡수를 돕고 파괴를 막는 비타민 C의 조수 역할을 하는데, 특히 모세혈관 벽을 튼튼하게 하고 멍이 드는 걸 예방하는 데 효과적이다. 그래서 하지정맥류가 있거나 멍이 쉽게 드는 사람은 비타민 C 중 바이오플라보노이드, 루틴, 헤스페리딘 등이 든 비타민 C 복합제제를 먹으면 도움이 된다. 로즈힙이나 아세로라 등에서 추출한 천연비타민 C가 대표적이다. 감귤류의 새콤한 맛과 향이 비타민 C라면 노란색과 주홍색 성분은 플라보노이드 때문이다. 속껍질의 흰 섬유질 부분은 헤스페리딘과 루틴이 풍부하다.

그 외에도 비타민 C와 마찬가지로 잇몸이나 점막, 관절 등 결합조직을 건강하게 유지시킨다. 또한 폐경기 여성들은 비타민 D와 함께 섭취하면 열감 등 증상이 완화되는 것을 느낄 수 있다.

> **현대인들의 필수는 비타민C가 아닌 비타민P?**
>
> 스포츠한국 기사입력 2014-06-13 12:23 기사원문
>
> 현대인들의 부정적인 감정, 두려움, 슬픔은 호르몬의 균형을 파괴할 수 있다. 극한 상황에 놓였을 때, 호르몬들은 아이들의 성장을 방해할 수 있으며 여성의 생리를 억제하고, 고혈압을 일으키기도 한다.
>
> 반면 휴식과 놀이, 자신감과 긍정적인 생각은 건강과 대사 균형에 유익한 효과를 가지고 온다. 사회 문화적, 정신적 환경은 명백히 대사의 균형과 불균형, 또는 질병과 회복에 중요한 역할을 한다.
>
> 스트레스는 만병의 근원이 되며, 스트레스로 인해 만성피로로 변질 될 수 있어 피로회복에 좋은 피로회복제나 음식을 섭취해야 한다. 스트레스가 많은 현대인을 위한 필수 영양제로는 비타민C가 있다.

비타민 P와 비타민 C의 작용을 소개하는 2014년 6월 13일자 스포츠한국 기사

권장 섭취량 | 설정 안 됨
결핍증 | 모세혈관 약화
과잉 부작용 | 알려진 부작용 없음
함유 식품 | 감귤류(귤, 레몬, 오렌지, 자몽 등) 겉껍질 안쪽 하얀 부분과 투명한 속껍질, 살구, 메밀, 체리, 로즈힙, 양파, 포도, 호박 등

상처 난 점막을 회복시키는 비타민 U

상처 난 점막을 회복하는 데 효과적이므로 궤양을 치료하는 데 중요한 역할을 한다. 양배추에 풍부한데, 양배추에는 비타민 U뿐만 아니라 출혈을 막는 비타민 K도 풍부해 위궤양 환자에게는 아주 좋은 식품이다.

권장 섭취량 | 설정 안 됨
결핍증 | 위궤양
과잉 부작용 | 알려진 부작용 없음
함유 식품 | 양배추

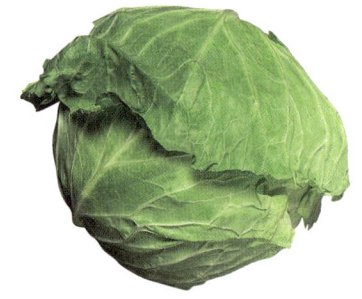

몸속의 감초, 식이성분

기억력을 지켜주는 콜린

뇌에는 두뇌혈류 장벽이라는 보호막이 있어서 아무리 좋은 성분을 먹어도 사실상 뇌로 쉽게 들어오지 못하도록 가로막혀 있다. 콜린은 이 장벽을 통과할 수 있는 몇 안 되는 성분으로 직접 뇌세포로 들어가 기억을 돕는 화학물질을 만들어낸다. 그래서 기억력을 향상시키고 신경신호를 보내는 일도 돕는다.

콜린이 알츠하이머 치료에 쓰이며, 노년층의 기억력 감퇴 문제의 대안으로 생각되는 이유가 바로 이것이다. 신경을 안정시키는 작용도 하므로 예민해지거나 초조함을 자주 느낀다면 콜린 섭취량을 늘려볼 만하다. 단, 콜린 혼자서는 소용이 없다. 비타민 B_{12}, 엽산, 아미노산 L-카르니틴 등이 있어야만 한다. 이들 외에도 이노시톨과 함께하면 지방과 콜레스테롤을 분해하며, 콜레스테롤이 동맥과 쓸개에 쌓이지 않게 한다. 콜린을 섭취하면 몸속의 인 수치가 높아지므로 레시틴을 먹고 있다면 체내 인과 칼슘의 균형을 맞추기 위해 킬레이트화된 칼슘제제를 먹어야 한다.

권장 섭취량 | 1일 200mg
결핍증 | 간의 지방변성, 간경변, 동맥경화, 알츠하이머병 등
과잉 부작용 | 알려진 부작용 없음
함유 식품 | 달걀노른자, 뇌, 심장, 푸른 잎 채소, 효모, 간, 소량의 레시틴

콜린의 단짝, 이노시톨

이노시톨은 무엇이든 콜린과 함께 하는 단짝이다. 콜린과 결합해 두뇌에 꼭 필요한 레시틴을 만들고, 지방과 콜레스테롤을 분해하고, 뇌세포에 영양을 공급하며, 진정작용을 한다. 탈모나 습진을 막는 역할도 하며 체지방 재분배를 돕는다. 이노시톨과 콜린을 충분히 섭취하면 비타민 E의 효능도 극대화할 수 있다. 커피를 많이 마시는 사람은 이노시톨을 추가로 먹어야 한다.

권장 섭취량 | 1일 40mg
결핍증 | 습진
과잉 부작용 | 알려진 부작용 없음
함유 식품 | 간, 양조효모, 소의 뇌와 심장, 멜론, 자몽, 건포도, 땅콩, 양배추 등

판토텐산을 돕는 PABA (파라아미노벤조산)

단백질 대사와 엽산 형성을 돕고 비타민 B_5가 잘 흡수되어 효과를 발휘하도록 한다. 엽산과 PABA를 함께 먹으면 흰 머리를 검게 하기도 한다. 피부를 건강하고 부드럽게 유지시키고, 잔주름을 예방한다. 화상의 고통도 덜어준다. 페니실린을 먹고 있다면 음식과 보충제를 통해 PABA 섭취량을 늘려야 한다.

권장 섭취량 | 1일 25mg
결핍증 | 습진
과잉 부작용 | (다량으로 장기복용하면) 메스꺼움, 구토 등
함유 식품 | 간, 양조효모, 콩팥, 도정하지 않은 통곡류 등

체지방을 에너지로 바꾸는 카르니틴

간이나 콩팥에서 만들어져 대부분의 조직에 필요하다. 98%가 근육, 특히 심장근육과 골격근에 많다. 우리 몸이 카르니틴을 합성하려면 라이신과 메티오닌 같은 필수아미노산과 함께 비타민 C, 나이아신, 비타민 B_6 등이 필요한데, 이 중 어느 하나만 모자라도 카르니틴까지 부족해진다. 체내 카르니틴 양은 20세를 정점으로 급격히 줄어들어 80세가 되면 거의 만들어지지 않으므로 매일 음식을 통해 섭취할 필요가 있다.

요즘에는 카르니틴이 들어간 음료수도 많다. 지방 대사에 관여하는 카르니틴이 다이어트에 도움이 되기 때문이다. 카르니틴은 체지방을 에너지로

만드는 것을 촉진시키는 데 탁월한 효과를 보이며 탄수화물 대사에 필요한 효소도 증가시키는 작용도 한다. 지방 축적을 막는 카르니틴의 역할은 단지 다이어트에만 효과적인 것은 아니다.

카르니틴이 부족하면 지방이 에너지로 바뀌지 못하고 세포나 혈액 속에 쌓여 살이 찌는 것은 물론 근육은 약해지고 혈액이 끈끈해지면서 당뇨병이나 대사증후군 등 생활습관병에 걸리기 쉽다. 역으로 말해 카르니틴이 풍부하면 혈액 내 콜레스테롤이나 중성지방 수치를 낮출 수 있고 알코올성 지방간도 억제시킬 수 있다.

심장에도 꼭 필요한 성분이 바로 카르니틴이다. 지방 대사 과정에서 생기는 산화 독성 물질을 억제해 심장조직을 보호하는데, 특히 심장발작 시 심장근육이 손상되는 것과 경련으로 산소 공급이 안 되는 것을 막는다. 부정맥이 있는 경우 심장이 불규칙하게 뛰면서 몸속에 저장된 카르니틴을 빠르게 고갈시킬 수 있는데, 카르니틴을 충분히 보충하면 협심증이나 투석 중 생기는 부정맥을 치료하기 위한 약을 줄이는 데 도움이 된다.

그 외에도 신경세포가 줄어드는 것을 억제해 치매 예방에도 도움이 된

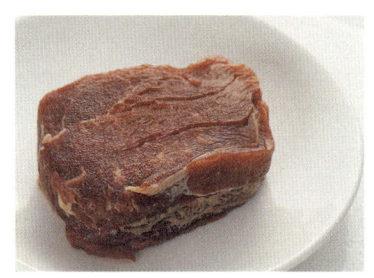

다. 정자의 에너지 대사도 카르니틴 농도가 아주 중요해서 충분히 섭취하면 정자의 수와 운동성을 증가시킬 수 있다. 또한 근육 경직을 줄여주고 말초혈관의 순환을 좋게 해 다리의 부종

에도 도움이 된다. 만성빈혈을 호전시키고, 당뇨 환자의 심혈관질환 발생률도 낮추며, 독성 물질을 세포 밖으로 배출하는 역할도 한다. 야채에는 함유되어 있지 않으므로 채식주의자는 카르니틴을 반드시 따로 보충해주어야 한다.

권장 섭취량 | 1일 100mg
결핍증 | 만성피로, 무기력증, 지방 대사 장애, 근무력증, 내장지방, 당뇨병, 대사 증후군, 고혈압, 심한 저혈당 등
과잉 부작용 | 알려진 부작용 없음
함유 식품 | 붉은 살코기(고기 색이 붉을수록 카르니틴 함량이 더 높다. 양고기>쇠고기>돼지고기>생선, 닭고기 순)

맞춤처방전

- 심장발작 후 매일 2g의 카르니틴을 복용하면 가슴통증(angina), 불규칙한 심장박동, 심부전 등의 합병증을 반으로 줄일 수 있다.
- 다이어트를 위해서는 1,500~2,500mg이 필요하다.

비타민 똑똑하게 먹는 법

찌기
양배추나 옥수수처럼 단단한 채소는 찌는 것이 비타민 손실을 줄이는 것이다. 냄비에 1~2컵 정도의 물을 붓고 냄비 안에 체를 받친 후 뚜껑을 닫고 물을 끓인다. 섭씨 50~60도 정도가 되면 채소를 넣고 뚜껑을 닫는다. 도중에 뚜껑을 열면 수증기가 날아가기 때문에 조리시간이 길어지고 비타민 손실도 커진다.

데치기
살짝 익혀서 비타민의 손실을 막는 방법. 펄펄 끓는 물에 살짝 담갔다 꺼내는데, 커다란 냄비에 물을 듬뿍 붓는 것이 중요하다. 데친 채소를 뜨거운 물에서 건져내자마자 흐르는 찬물에 살짝 헹군다.

볶기
잘게 썬 채소에 기름을 둘러 가열한 프라이팬에 볶는다. 채소를 넣기 전에 양파를 조금 넣어 살짝 볶아주면 단맛이 채소에 배어나 더욱 맛있다. 채소가 어느 정도 익으면 약한 불로 줄이고 물을 살짝 붓는다. 카로틴이 풍부한 비타민 A(토마토, 호박, 파프리카 등)나 비타민 B군(버섯 등)에 적당하다.

튀기기
센 불에서 펄펄 끓는 기름에 넣고 익을 때까지 저어주는데, 지용성 비타민이 들어 있는 음식을 요리하기에 적당하다. 채소는 끓는 기름에 넣기 전에 작게 잘라야 짧은 시간에 조리할 수 있다. 물기 때문에 뜨거운 기름이 튀지 않도록 채소의 물기를 제거하고 기름에 넣어야 한다.

기름은 올리브오일이나 옥수수기름 같이 비타민 E도 많고 열에 강한 것이 좋다. 옥수수기름는 섭씨 190도에서 18시간 동안 가열해도 비타민 E의 80%가 보존된다. 하지만 뜨거운 것에는 강해도 시간 앞에서는 대책이 없다. 오래 둘수록 기름 속 비타민 E가 파괴되는데, 특히 해바라기씨기름는 실온에서 18주 동안 보관하면 비타민 E가 흔적도 없이 사라진다.

2장
똑똑한 미네랄 제대로 알기

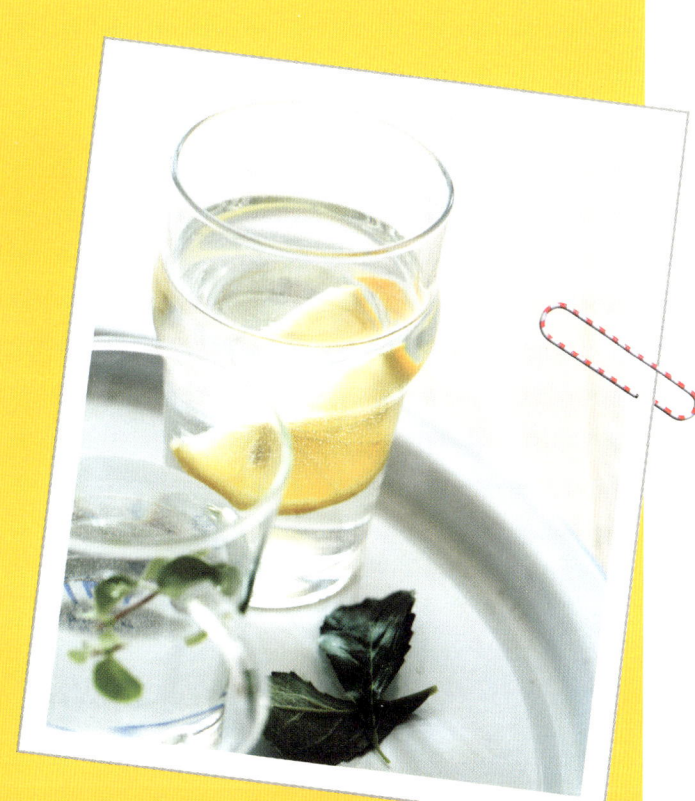

미네랄은 아주 조금만 있어도 충분한 효과를 발휘하지만, 그렇기 때문에 결핍되기도 쉽다. 미네랄이 결핍된다고 해서 바로 큰 병이 생기는 것은 아니다. 하지만 피로나 불면, 무기력, 식욕·기억력 저하, 초조나 불안, 변비, 비만 등 여러 가지 증상을 부른다. 몸이 이런 신호를 보낼 때 방치하면 결국 고혈압이나 당뇨병, 암 등 평생을 괴롭히는 생활습관병으로 진행될 수도 있다. 또한 현대인이 난치병이라고 부르는 아토피나 천식, 어린이 성장 장애, 우울증, 얼굴 떨림처럼 원인을 알 수 없는 근육 경련도 미네랄 불균형 탓인 경우가 많다.

미네랄은 대부분의 채소와 과일에 풍부하지만, 중요한 것은 식이섬유가 미네랄 흡수를 방해하기도 한다는 점이다. 식이섬유가 콜레스테롤을 낮추고 발암물질의 독성을 무력화시키는 것은 독성물질을 끌어안은 채 그대로 배출되기 때문이다. 그런데 불용성 식이섬유는 미네랄과도 곧잘 결합해서 그대로 변으로 배설되곤 한다. 클로렐라처럼 식이섬유와 미네랄이 둘 다 풍부한 식품을 먹어도, 미네랄이 풍부한 과일과 채소를 충분히 먹어도, 필요에 따라 미네랄 보충제를 따로 먹어야 하는 이유는 바로 이 때문이다.

몸 튼튼, 마음 튼튼 칼슘

칼슘이 뼈에 좋다는 것은 삼척동자도 아는 사실이다. 뼈와 치아의 대부분을 차지하는 칼슘은 우리 몸속에서 가장 많은 양을 차지하는 미네랄이다. 칼슘은 뼈에만 존재한다고 알고 있지만, 뼈의 칼슘 농도를 좌우하는 것은 혈액의 칼슘 농도다. 혈액 안에 칼슘이 얼마나 녹아 있느냐에 따라 뼈에 흡수되거나 뼈에서 방출되기 때문에 칼슘 섭취량이 부족하면 뼈도 부실해져 골절과 골다공증 위험이 높아질 수밖에 없다.

성장기 어린이나 청소년은 물론 성인도 매년 오래된 뼈세포 중 20%가 새로운 뼈세포로 대체되므로 나이와 관계없이 칼슘 섭취는 중요하다. 특히 칼슘은 철분과 함께 여성들에게 가장 부족한 미네랄로 꼽히는데, 칼슘은 철분 대사를 돕는 역할도 한다.

칼슘이 중요한 것은 우리 몸의 기둥인 뼈를 튼튼하게 하기 위해서만은 아니다. 칼슘의 작용은 우리 몸 전방위에 미친다. 약 1% 정도는 근육에 존재하면서 몸을 움직일 수 있도록 근육을 수축하거나 이완하는 일을 한다. 그래서 칼슘이 부족하면 수영이나 운동을 하다가 쥐가 날 수도 있다. 반면 너무 많아도 수축과 이완이 부드럽게 되지 않고 딱딱해져 아침에 잠을 자고 일어나도 몸이 녹슨 기계처럼 뻣뻣해지고 근육에 통증도 생길 수 있다.

칼슘은 세포 간의 정보 전달과 세포 속 효소 활성화, 호르몬, 면역력에까지 영향을 미친다. 심장이 규칙적으로 뛰도록 하는 것도 칼슘이고, 심지어 체중 조절 효과도 있다. 칼슘을 꾸준히 섭취하면 몸속에서 지방을 태우는 비율이 높아지는 것이다.

칼슘이 부족해지면 우리 몸 곳곳에서 크고 작은 문제가 생길 수 있다. 생리통으로 고생하는 여성이나 성장통으로 힘들어하는 청소년에게도 필요하고 췌장에서 인슐린을 분비하는 데도 꼭 필요한 성분이다. 저혈당인 경우에도 칼슘 섭취를 늘리면 증상이 호전된다.

그런데 칼슘 역시 혼자서는 아무것도 할 수 없다. 몸에 흡수되려면 비타민 D가 충분해야 하고, 제 역할을 하려면 칼슘과 인이 2:1의 비율로 결합해야 한다. 콜라를 많이 마시면 뼈가 녹는다는 속설이 있는데, 이는 탄산음료 속 인산이 칼슘이 배출되도록 유도하기 때문이다.

뼈에는 칼슘과 인 외에도 마그네슘, 나트륨, 아연이 들어 있는데 서로가 서로를 지지하는 동반자 관계이다. 칼슘과 인뿐 아니라 마그네슘, 아연이 부족해도 뼈가 약해진다. 또 세포, 즉 뼈 외의 부분에서 칼슘이 부족해지면 뼈에서 칼슘이 빠져 나와 부족한 부분을 보충한다. 이때 칼슘만 빠져나오는 것이 아니라 다른 4가지 미네랄도 함께 빠져 나온다. 결국 뼈는 부실해지고 혈액 중 미네랄 농도가 올라가는 불균형을 초래하는 것이다.

너무 기름진 음식이나 초콜릿, 시금치, 파슬리 등을 많이 먹어도 칼슘이 제대로 흡수되지 않는다.

마그네슘과의 균형 또한 중요하다. 칼슘과 마그네슘의 비율이 1:1에 가까울수록 심근경색과 협심증 등의 허혈성 심장질환에 의한 사망률이 낮아진다.

갑상선과 부갑상선·부신 기능 항진일 때, 제산제나 코티손 등의 약을 복용할 때도 뼈에서 칼슘 손실이 커진다. 물론 칼슘이 지나쳐도 문제가 생긴다. 남는 칼슘이 혈관 벽에 붙으면 동맥경화를 촉진할 수 있다.

칼슘제를 먹으려면 식후나 잠들기 전에 먹는 것이 가장 흡수가 잘 된다. 특히 잠들기 전에 칼슘과 마그네슘을 먹으면 숙면을 취하는 데도 도움이 된다. 우리 몸은 한 번에 500mg 이상의 칼슘을 효과적으로 흡수하지 못하므로, 칼슘제는 한꺼번에 많은 양을 먹는 것보다 조금씩 여러 번 나눠 먹는 것이 효과적이다. 한 가지 주의할 것은 칼슘제제를 구입하기 전에 표시 성분에 골분이 있는지 꼼꼼하게 살핀다. 골분에 다량의 납이 들었을 수 있기 때문이다.

권장 섭취량 | 1일 700mg
결핍증 | 우울증, 불안, 초조, 신경질, 불면, 기억장애, 요통, 구루병, 골연화증, 골다공증, 골절, 고혈압 등

과잉 부작용 | 피로, 식욕 감퇴, 체중 감소, 요통, 좌골신경통, 근육통, 우울증, 공황, 두통, 저혈압, 당뇨병, 변비, 신장결석, 요로전염, 칼슘과잉 혈증, 동맥경화, 후각 상실

함유 식품 | 뼈째 먹는 생선(마른 새우, 멸치, 빙어, 은어, 미꾸라지 등), 유제품(우유, 요구르트, 치즈 등), 해조류(김, 다시마 등) 두부, 해바라기씨, 브로콜리, 무청(시래기), 마른 콩 등

사례

칼슘과 마그네슘 과잉 _ 11세·여

이 학생은 어린 나이에도 불구하고 아침마다 온몸이 찌뿌듯해 잠자리에서 쉽게 일어나지 못하고 만성피로와 의욕 상실, 우울증 증세마저 있어 부모가 걱정을 하다 병원을 찾았다. 물론 성적도 하위권을 맴돌았다. 다른 검사에 이상이 없어서 모발 검사를 시행한 결과, 칼슘과 마그네슘 농도가 지나치게 높았다. 그렇다고 칼슘이 몸에서 남아도는 것이 아니라 분포가 잘못된 것으로 잘못된 식습관과 운동 부족이 원인이었다.

이를 교정하기 위해 단 음식과 빵, 과자, 케이크처럼 단순 당이 높은 탄수화물 음식, 음료수와 주스를 금지시켰다. 과일이나 야채도 제품화된 주스보다 원 재료를 씹어 먹도록 하고, 단백질이 부족할 때 이런 증상이 잘 생기므로 고기나 달걀을 매일 조금씩 먹어 단백질을 충분히 보충하도록 했다.

스트레칭과 운동도 중요해 아침에 일어나자마자 스트레칭을 하는 것으로 하루를 시작하게 했고, 뒤꿈치 들고 제자리에서 줄넘기하듯 뛰는 운동을 하게 했다. 줄넘기는 골다공증도 예방되고 칼슘 분포를 제대로 돌리는 데 도움이 된다.

더불어 마그네슘을 낮추기 위해 비타민 B₆와 비타민 E를 보충하도록 했다.

사례

칼슘과 마그네슘 저하 _ 9세 · 남

칼슘이 부족하면 아이들은 키가 잘 크지 않을 뿐 아니라 집중력도 떨어진다. 마그네슘이 부족하면 쉽게 불안해하고, 계속 움직이고, 곧잘 과잉행동을 하게 된다. 성인의 경우 칼슘 부족은 골다공증이 마그네슘 부족은 얼굴이나 다른 곳의 근육이 떨리는 증상이 나타날 수 있다.

이 아이의 경우도 그랬다. 집중력과 기억력이 떨어지니 성적도 당연히 좋지 않았고, 과잉행동을 보이는 데다가 얼굴과 몸의 근육이 씰룩거리자 어머니가 ADHD를 의심해 병원을 찾았다. 검사 결과 심리적인 문제보다는 영양 불균형이 원인이었다.

칼슘을 충분히 섭취하려면 비타민 D도 함께 섭취해야 하므로 칼슘과 비타민 D가 풍부한 마른 표고버섯, 목이버섯을 충분히 먹도록 하고 칼슘 보충제도 따로 먹도록 했다. 마그네슘도 푸른 잎 채소에 풍부하긴 하지만 심하게 부족해 음식만으로는 교정되기 어려우므로 보충제를 따로 복용하도록 했다.

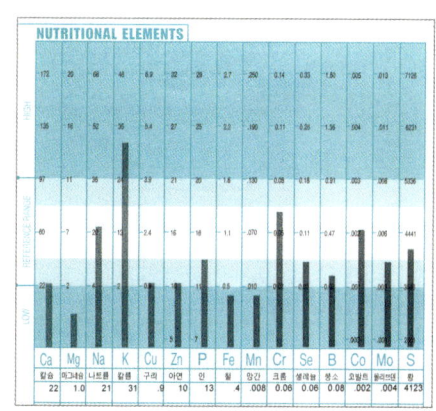

TEI 모발 검사 : 미네랄 · 중금속 검사

마음을
안정시키는
마그네슘

칼슘과 세트로 움직이는 마그네슘은 기본적으로 뼈를 튼튼하게 하는 역할을 한다. 마그네슘은 우리 몸에서 약 60%는 뼈에, 20%는 근육에, 그리고 20%는 기타 조직에 분포하며 혈액에도 1%가 분포한다. 그러다 체내에 마그네슘이 부족해지면 뼈에서 혈액으로 방출된다. 이런 경우 모발검사에서 마그네슘과 칼슘이 함께 높게 나온다. 뼈를 등지고 나온 마그네슘은 칼슘과 마찬가지로 온몸을 어루만지는데, 특히 천연 안정제 역할을 하므로 불안증에도 효과적이다.

그래서 마그네슘 부족이 심하면 안절부절하지 못하고, 지나치게 불안해하며, 쉽게 화를 내곤 한다. 스트레스를 받거나 긴장을 하면 눈꺼풀, 눈 밑 근육이 파르르 떠는 증상 역시 마그네슘이 부족할 때 나타난다. 세포 안에 칼슘 유입량이 많아지면서 근육 수축에 이상이 생겨 떨림과 경련이 일어나는 것이다. 근육 경련이 눈꺼풀과 광대뼈 주변에서 일어나면 당황스러울 뿐이지만 심장으로 향하면 치명적이다. 만성적인 마그네슘 부족은 혈관근육에 경련을 일으켜 돌연사의 원인이 될 수 있다.

칼슘과 마그네슘이 1:1일 때 사망률이 낮아진다고 했는데, 근육 경련으로 인한 협심증이나 심근경색 등 허혈성 심장질환을 예방하기 때문이다. 반대로 마그네슘을 충분히 섭취하면 뼈는 물론 심혈관계도 건강해지면서 혈압도 낮아진다. 본태성 고혈압 환자도 산화 마그네슘을 매일 복용하면 혈압이 떨어진다.

> **서울경제**
>
> **마그네슘 결핍 시 일상생활에 지장**
>
> 기사입력 2014-07-01 12:59 기사힘문 1
>
> 심혈관 질환의 중요한 원인은 콜레스테롤과 포화지방이 아닌 마그네슘의 혈중 수치라는 연구결과 발표가 나왔다. 로자노프 박사는 1937년부터 발표된 관련 연구논문을 종합 분석한 결과 마그네슘 혈중수치가 낮은 저 마그네슘혈증이 고혈압, 동맥혈전, 연조직 석회화, 고 지혈증, 동맥경화와 관련 있다는 사실을 확인했다고 밝혔다. 이쯤 콜레스테롤보다는 저 마그네슘 혈중이 심혈관계 질병과 관련 있다는 증거가 확실한 만큼 이를 더 이상 외면해서는 안 된다고 강조했다.

마그네슘 결핍의 위험성을 알려주는 2014년 7월 1일자 서울경제 기사

또한 마그네슘은 비타민 B군과 함께 탄수화물과 단백질, 지방 대사에 관여한다. 특히 지방을 태워 에너지로 바꾸는 데 중요한 역할을 하며, 인슐린 분비를 촉진하므로 당뇨병 예방에도 도움이 된다. DNA 합성에도 중요한

역할을 하고, 다양한 효소를 활성화시켜 에너지를 만들며, 체온과 혈압을 조절하는 등 많은 부분에 관여한다. 여성의 경우 조산을 예방하고 생리전 증후군 증상도 완화시킨다.

그러므로 스트레스를 많이 받거나 피로가 심한 경우, 술을 많이 마시는 경우, 에스트로겐을 복용하는 여성은 마그네슘을 가까이 하면 여러모로 이롭다.

마그네슘은 엽록소의 구성 성분이므로 주로 푸른 잎 채소에 풍부하다. 평소에 꾸준히 먹는 것도 좋지만, 마그네슘이 단백질과 지방 대사에도 중요한 역할을 하므로 육류를 먹을 때 다양한 푸른 잎 채소로 쌈을 싸서 먹으면 맛은 물론 균형잡힌 영양 섭취에 좋다.

마그네슘이 부족해지는 가장 큰 이유는 스트레스와 알코올이다. 마음의 스트레스는 물론 운동을 심하게 했거나 임신부와 수유부, 약물 치료 중인 경우처럼 몸이 지속적인 스트레스에 노출되는 경우 마그네슘 섭취에 신경을 써야 한다.

하지만 마그네슘이 아무리 필요하더라도 마그네슘만 먹으면 설사를 하게 되므로 칼슘과 함께 복용해야 한다.

흡수가 잘 되게 하려면 비타민 B 특히 비타민 B_6와 비타민 A, 비타민 D, 비타민 E, 인 등도 함께 섭취하는 것이 현명하다. 마그네슘 보충제로 복용할 경우에는 식후를 피해 복용하는 것이 좋다. 마그네슘이 위산을 중화시키기 때문이다.

마그네슘 농도가 너무 높으면 우울증이나 전신 무력감이 잘 생긴다는 사실도 알아두자.

권장 섭취량 | 1일 300~400mg
결핍증 | 근육 경련, 떨림, 집중력 장애, 무감각, 우울증, 불면증, 아이들의 과잉행동, 발작, 간질, 빈뇨, 변비, 심한 땀 냄새, 이완기 고혈압, 동맥경화, 심근경색, 울혈성 심부전, 부정맥, 관절염, 점액낭염, 중독성 쇼크증후군, 월경전증후군
과잉 부작용 | 우울증, 만성피로
함유 식품 | 푸른 잎 채소, 도정하지 않은 통곡류, 견과류(무화과, 아몬드 등), 바나나, 콩과 콩가공식품 등

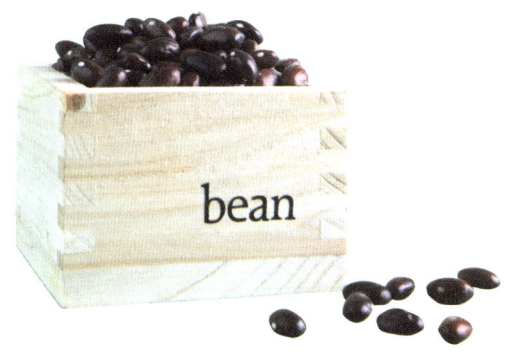

심장 박동을 안정시키는 인

인은 칼슘 다음으로 몸에 많이 존재하는 미네랄로 모든 세포 안에 들어 있다. 인의 85%는 칼슘과 함께 뼈, 치아를 건강하게 유지하는데, 뼈 속 인과 칼슘의 비율은 1:2를 이루고 있다. 나머지는 세포 안팎에서 지방과 탄수화물 대사를 도와 에너지를 공급하고, 각종 효소를 활성화시키고, 체액의 ph 농도를 조절한다.

인은 또 DNA, RNA, 인지질 등 세포의 구성 요소이며 세포의 성장과 재생을 돕는 등 우리 몸의 거의 모든 생명 현상에 관여한다. 심장이 멈추지 않고 규칙적으로 뛰는 데도 중요한 역할을 한다. 또한 신경 자극에도 중요한 작용을 해 뇌를 활성화시키고, 치매 예방에도 도움이 되며, 관절염의 통증을 완화시킨다.

인이 제대로 작용하려면 칼슘과 비타민 D의 도움이 필요한데, 반대로 인 때문에 칼슘이 결핍될 수도 있다. 칼슘 편에서 콜라를 예로 들어 설명했듯 인산은 몸속에서 칼슘, 마그네슘과 결합해 체외로 배출되기 때문이다.

우리가 먹는 거의 모든 식품에는 인이 많이 들어 있다. 일반 식품은 물론 가공식품이나 인스턴트식품에도 식품첨가물 형태로 인이 들어있다. 때문에 칼슘을 배출하는 인산의 부작용을 막으려면 반드시 칼슘과 마그네슘이 풍부한 식품과 함께 먹어야 한다.

또한 인은 신장이 정상적인 작용을 하도록 돕는데, 40세가 넘으면 신장이 인을 제대로 배출하지 못해 칼슘이 결핍되기 쉽다. 한편 철분, 알루미늄, 마그네슘 등을 다량 섭취하면 인의 효과가 떨어진다.

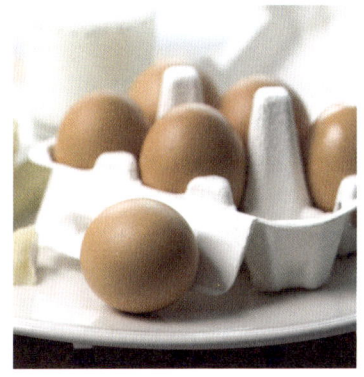

권장 섭취량 | 1일 700mg(성인)
결핍증 | 골연화증, 식욕 감소, 무력증
과잉 부작용 | 칼슘 부족
함유 식품 | 육류, 달걀, 도정하지 않은 곡류, 콩류, 견과류, 인스턴트식품과 가공식품(햄, 소시지, 라면, 드링크, 음료수 등)

혈압을 낮춰주는 칼륨

 칼륨은 90% 이상이 세포 안에 존재한다. 특히 근육과 신경세포에 많아서 근육 수축과 신경 전달에 중요한 작용을 한다. 뇌에 산소를 공급해 머리를 맑게 하고, 노폐물 배출을 도와 알레르기 치료에도 도움이 된다.

칼륨은 마그네슘과 더불어 고혈압 환자에게 약이 되는 미네랄이다. 칼륨은 세포 안에서, 나트륨은 세포 밖에서 균형을 이룬다. 칼륨은 신장에서 나트륨이 재흡수되는 것을 방해해 소변으로 나트륨이 배설되도록 하고, 말초혈관을 확장하기 때문에 본태성 고혈압 환자의 혈압을 낮추는 데 도움이 된다. 혈관에 있는 연근육세포의 증식을 방지하고 과도한 활성산소를 제거하기 때문에 고혈압 예방에도 도움이 된다.

칼륨은 딱히 혈압이 높지 않더라도 가공식품을 많이 먹는 현대인에게 중요한 미네랄이다. 칼륨이 나트륨 배설을 촉진하는 것처럼 나트륨도 칼륨 배설을 촉진한다. 우리 몸에서 칼륨은 나트륨보다 2배 정도 더 많이 들어 있는데, 정작 우리가 먹는 음식에는 나트륨이 더 많은 경우가 많다. 특히 가공식품에는 나트륨이 많이 든 반면 칼륨은 부족하다. 고칼륨혈증을 앓지 않는 한 건강한 사람은 칼륨을 많이 먹어도 부작용이 거의 없으므로 칼륨이 풍부한 식사를 하는 것이 좋다.

특히 커피, 술을 많이 마시거나 저혈당증이 있는 경우 소변을 자주 보게 되어 칼륨이 부족할 수 있다. 단것을 좋아하거나 체중 감량을 위해 탄수화물 섭취를 줄이는 경우, 단백질 결핍인 경우 칼륨이 결핍되기 쉬우므로 더욱 신경 써야 하는 미네랄이다.

반면 신장질환이거나 땀을 심하게 흘리는 경우, 설사와 구토가 심한 경우, 부신 장애나 갑상선 기능 저하, 인슐린이나 에피네프린 호르몬 과다 활성은 칼륨 과잉을 부를 수 있다.

권장 섭취량 | 1일 4.7g
결핍증 | 근력 저하, 권태, 무기력, 경련, 식욕 부진, 변비, 혈압 상승, 부정맥, 빈혈, 거친 피부, 습진, 갈증, 부종, 저혈당증, 협심증, 위장장애, 신장기능 저하, 신경전달 감소, 알레르기
과잉 부작용 | 근육 허약, 신경질, 마비증상, 손발 저림과 무감각, 정신혼란, 부정맥(신장기능 이상자, 심장병 환자 등)
함유 식품 | 해조류, 야채, 감귤류, 멜론, 토마토, 바나나, 견과류, 감자, 어패류 등

혈액의 균형을 맞추는 나트륨

흔히 짜게 먹는 것을 나쁘다고 하니까 나트륨, 즉 소금은 건강에 무조건 해롭다고 생각한다. 하지만 혈액과 눈물, 콧물, 땀 등 우리 몸의 모든 체액의 기본 성분이 바로 나트륨이다. 나트륨은 칼륨과 달리 혈액과 같은 세포외액에 주로 존재하며, 세포외액이 부족하지 않도록 수분량과 농도를 조절해 삼투압 현상을 유지한다. 한여름에 마라톤 등으로 땀을 많이 흘리는 경우 소금을 약간 먹도록 한다. 이것은 나트륨이 세포외액을 조절하도록 해서 일사병과 더위로 인한 탈진을 예방하기 위한 것이다.

체액 속 나트륨은 온몸에 퍼져 참 다양한 일을 한다. 칼슘을 비롯한 여러 가지 미네랄이 혈액 속에 녹아드는 데 나트륨의 역할이 절대적이다. 나트륨 농도가 높거나 낮으면 미네랄 흡수가 잘 안 된다. 따라서 나트륨이 부족하거나 넘치면 성장에도 영향을 미칠 수 있다. 나트륨은 또한 소화액을 만들어내는 데도 도움을 주고, 신경과 근육이 제대로 기능할 수 있도록 도우며, 성장에도 중요한 미네랄이다.

> **중앙일보**
>
> ## 나트륨 많이 먹으면 뚱보 된다
>
> 기사입력 2015-03-31 14:12 최종수정 2015-03-31 14:54 기사원문
>
> 나트륨의 과다 섭취가 비만을 부를까?
>
> 평소 짜게 먹는 사람은 식사나 간식 메뉴를 정할 때 고열량 음식을 선택하는 경우가 많다는 연구결과가 국내에서 제시됐다. 또 국내 언론에 잘 소개되진 않았지만 동국대 일산병원 가정의학과 오상우 교수팀은 식사에서 나트륨 밀도가 높은 상위 20%가 하위 20%에 비해 비만의 위험도가 7~18세의 어린이와 청소년에선 1.8배, 성인에선(19세 이상) 1.2배 높아진다고 유럽임상영양학회지(European Journal of Clinical Nutrition)에 2013년(67권) 발표했다.

나트륨 과잉섭취의 문제점을 경고한 2015년 3월 31일자 중앙일보 기사

  짜게 먹으면 안 좋다고 하는 것은 나트륨을 지나치게 많이 먹으면 칼륨이 결핍되면서 고혈압이 생기기 쉽기 때문이다. 우리나라는 WHO 권장량의 2배 이상의 나트륨을 섭취하는 사람들이 많기 때문에 되도록이면 소금을 적게 쓰는 것이 좋다.

  그렇다고 음식의 간을 포기할 수는 없는 일이다. 미역 같은 해조류나 생선 등 염도가 높은 재료를 사용하거나 식초·고추·후추·생강 등 향신료를 이용하면 소금을 덜 사용하면서도 맛있는 음식을 만들 수 있다.

김치를 담글 때는 기본적으로 야채를 소금에 절이는데, 고혈압 등 나트륨 섭취를 경계해야 하는 경우라면 매실액 등에 야채를 절이는 것도 한 방법이다. 짜게 먹는 것 외에도 카드뮴, 철, 셀레늄, 니켈, 칼슘, 마그네슘, 칼륨 등 일부 미네랄과 중금속이 체내에 너무 많아도 나트륨 과잉을 부른다. 특히 카드뮴은 고나트륨 혈증의 원인이 된다.

나트륨은 다양한 음식을 통해 지속적으로 섭취하고 있으니 부족한 경우가 적은 것으로 생각하기 쉽다. 하지만, 스트레스가 오랫동안 계속되면 나트륨을 유지하는 호르몬이 감소해 소변으로 배출되는 나트륨의 양이 증가함으로써 나트륨 결핍이 될 수도 있다. 나트륨은 저장되지 않고 90% 이상이 소변으로 배출되기 때문이다. 지사제를 남용하거나 단백질이 부족한 경우도 나트륨 결핍이 될 수 있다.

권장 섭취량 | 1일 1.5g
결핍증 | 소화불량, 신경통, 피로, 권태, 근력 저하, 식욕 부진, 근육 위축, 장내 가스, 체중 감소, 심한 구토, 설사, 발한, 두통, 발작, 저혈압, 알레르기, 기관지 약화, 간기능 저하, 부신 장애, 갑상선 기능 저하
과잉 부작용 | 부종, 고혈압, 갈증, 피로, 민감성, 기면, 발작, 정서불안, 자살 충동
함유 식품 | 소금, 갑각류, 어패류, 김치, 절임류 등

피부에 좋은 미네랄, 황

 피부병에 특효라는 온천수의 성분을 분석해 보면 대부분 유황이 포함된 것을 알 수 있다. 또한 여드름이나 부스럼 등 피부 트러블에 좋다는 크림이나 연고에도 유황이 포함된 경우가 많다.

황은 신체조직을 만드는 아미노산의 일부인데 특히 피부, 머리카락, 손발톱 등을 이루는 단백질 조직 속에 많다. 그래서 유황온천수나 화장품을 사용하면 피부가 매끈해지며 탄력을 되찾고, 머리카락에도 윤이 나며, 손발톱이 부러지지 않고 강해진다고 한다.

또한 황은 비타민 B군과 함께 작용해 기본적인 신진대사를 돕는다. 특히 각기병을 예방하고 성장에 중요한 역할을 하는 비타민 B_1은 황을 포함하고 있는 비타민이다. 비오틴 역시 황을 함유하고 있는데, 비오틴은 탈모와 흰머리 예방에 도움이 되며 부족하면 피부염을 유발한다.

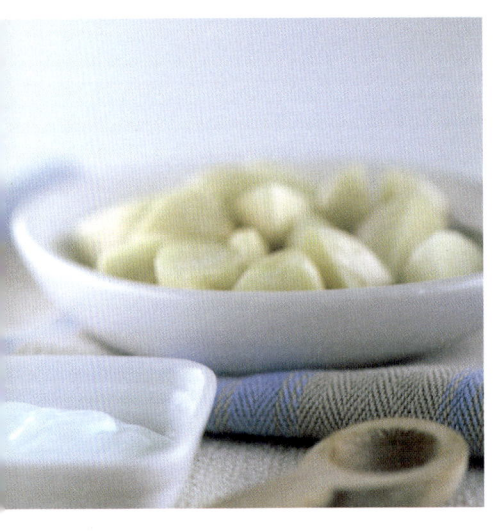

황은 그밖에도 세균성 전염병에 효과가 있으며, 체내에 산소가 부족하지 않도록 해 두뇌의 기능을 돕고 중금속 중독을 막는다. 또 황과 비타민 C를 함께 섭취하면 알레르기, 기생충 예방, 운동 후의 빠른 피로회복 등에 탁월한 효과를 볼 수 있다. 단백질을 충분히 섭취하면 황도 부족하지 않게 섭취할 수 있다.

권장 섭취량 | 설정 안 됨
결핍증 | 머리카락, 손발톱 연화, 피부병
과잉 부작용 | 골다공증
함유 식품 | 쇠고기 살코기, 마른 콩, 생선, 달걀, 케일, 마늘, 양배추 등

맞춤처방전

- 알레르기 증상이 심한 경우, 모발검사에서 황이 부족하다고 나오면 하루 2~3차례 음식과 함께 황 보충제를 1,000~3,000mg씩 먹는다.
- 관절염이 심한 경우 유황복합물인 글루코사민과 소나무에서 추출한 천연유황인 MSM을 함께 복용하면 증상과 통증이 완화된다.

위액의 주성분인 염소

수돗물은 세균을 억제하기 위해 염소로 소독한다. 수돗물 특유의 냄새는 염산이 희석된 냄새이다. 그래서인지 염소 하면 몸에 나쁜 것으로만 아는데, 염소가 없으면 우리 몸은 아무것도 소화할 수 없다. 위액의 주성분인 염산은 강한 산성과 부식성을 앞세워 음식물을 소화시키고 음식물 속 세균이나 박테리아를 죽인다. 나트륨과 함께 세포외액의 주성분으로 혈액의 ph 균형을 맞춘다. 또한 간의 노폐물 제거 기능을 돕고 유연성을 유지하는 역할도 한다.

이처럼 염소는 꼭 필요한 성분이다. 하지만 소금으로 충분히 섭취하고 있으므로, 수돗물 속 염소 성분은 걸러내고 마시는 것이 좋다. 염소로 소독한 수돗물은 비타민 E를 파괴하고 장의 박테리아를 죽이기 때문이다. 그러므로 수돗물을 마시는 사람은 비타민 E를 섭취하고, 요구르트를 자주 먹어 장내 박테리아 양이 줄지 않도록 하는 것이 좋다. 염소를 거르려면 정수기를 사용하거나 물을 끓여 마시면 되는데, 물이 팔팔 끓을 때 주전자 뚜껑을 열고 5분 정도 더 끓이면 염소 성분이 모두 날아간다.

권장 섭취량 | 1일 2.3g
결핍증 | 탈모, 치아가 빠짐
과잉 부작용 | 민감성 피부병, 피로, 정서불안, 갈증
함유 식품 | 소금

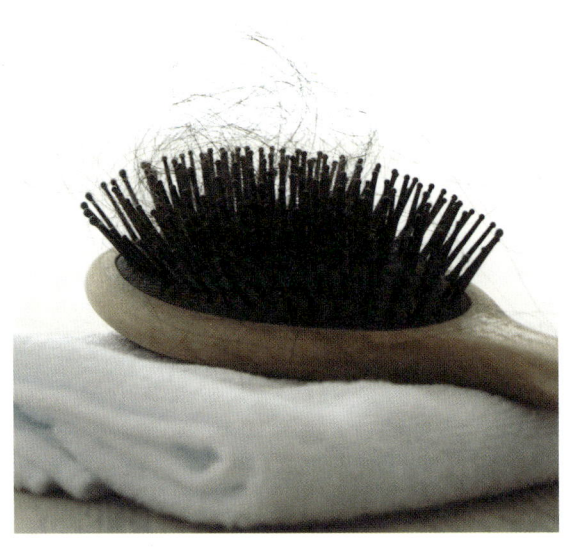

지적 능력을 유지하는 철분

적혈구의 붉은 색소인 헤모글로빈은 철분을 함유하는 색소(헤모)와 단백질(글로빈)이 결합된 것으로, 혈구가 빨간 것은 철이 산화되었기 때문이다. 그러므로 철분이 부족하면 헤모글로빈이 부족해져 빈혈이 생긴다. 하지만 철분이 혈액 속에만 존재하는 것은 아니다. 단백질과 철분이 묶인 채 근육세포 안의 붉은 색소인 미오글로빈 형태로 저장됐다가 필요할 때 방출되기도 하고, 여러 가지 효소를 만드는 데 핵심적인 역할을 해 질병에 대한 저항력을 키워주고 성장을 돕는다.

비타민 B군이 제 기능을 다하기 위해서도 철분이 필요하다. 무엇보다 중요한 것은 철분이 뇌의 신경전달물질에 관여해 효소를 활성화시키는 데 필수적인 미네랄이라는 점이다.

건강할 때는 철분이 질병에 대한 면역력을 키워주지만 이미 병균에 감염

> **서울신문**
>
> 체내 '철분 결핍' 알려주는 '중요 징후 10가지'
>
> 기사입력 2014-04-04 16:27 기사원문
>
> [서울신문 나우뉴스]철분은 체내에 산소를 공급해 주는 헤모글로빈의 주요 성분으로 적혈구를 생성하는 중요한 역할을 맡고 있다. 체내에 심각하게 부족할 경우 특히 여성이 치명적인 피해를 입기 쉬운데 철분이 서서히 빠져나가고 있는지 미리 알 수 있다면 조금 더 효과적인 대처가 가능할 것이다.

철분 결핍 증상에 대해 알려주는 2014년 4월 4일자 서울신문 기사

됐다면 철분 보충제를 먹어서는 안 된다. 철분이 박테리아를 성장시키기 때문이다. 암이나 심혈관 질환이 있는 경우도 마찬가지. 철분이 대식세포와 림프구의 작용을 완화시키고, 산화작용을 하기 때문에 우리 몸은 암세포로부터 철분을 격리해 저장한다. 그러므로 암이나 심혈관 질환은 물론 산화에 취약한 고령자나 스트레스를 많이 받는 경우에는 철분을 지속적으로 섭취하는 것이 오히려 위험하다.

따라서 영양제를 복용할 때 철분이 들어 있지 않은 것을 고르는 것이 안전하다. 그래서 미국과 캐나다에서 파는 고령자용 종합비타민에는 철분이 없다는 'IRON FREE' 표시 제품이 많다.

철분은 전체 섭취량의 8%만 흡수될 정도로 흡수량이 낮다. 게다가 평소 커피나 홍차를 즐긴다면 철분 흡수량은 더욱 줄어든다. 철은 소장에서 흡수되는데, 정상 산도에서 벗어나면 흡수가 잘 안 되기 때문이다. 이때 흡수를 돕는 것이 비타민 C와 구리, 코발트, 망간이다.

철은 매일 1mg정도씩 소실되므로 반드시 음식으로 보충해야 한다. 쇠고기 등 육류, 깻잎 같은 푸른색 야채와 해조류에 풍부한데 동물성 식품의 철분이 더 잘 흡수된다.

달걀에 함유된 단백질과 도정하지 않은 곡류에 많은 피틴산염은 철분의 흡수를 방해한다. 특히 생리량이 많은 사람이거나 채식주의자, 살을 빼기 위해 음식을 조절하고 있는 사람이라면 철분이 함유된 영양제를 챙겨 먹는 것이 바람직하다. 아스피린이나 아이도신 소염제를 복용 중일 때도 마찬가지다. 보충제로 복용할 때는 비타민 E와 8시간 간격을 두고 복용해야 비타민 E가 철분에 의해 파괴되지 않는다.

한편 기생충이 있거나 흡수 장애 또는 부갑상선 기능 항진이 있거나, 제산제를 규칙적으로 사용하면 철 결핍을 유발할 수 있다. 세균 감염이 오래돼도 빈혈이 생긴다. 이는 철이 부족해서 생기는 것이 아니라 철이 뼈나 간, 비장, 임파선 등에 저장된 채 갇혀 있기만 하고 적혈구 속으로는 들어가지 못하기 때문이다.

권장 섭취량 | 1일 12mg
결핍증 | 빈혈, 피부 창백, 피로, 손발톱 연화, 생리불순, 변비, 연하 곤란, 갑상선 기능 저하, 면역력 약화로 인한 감염, 기억력·뇌기능 저하, 집중 장애, 인지능력 감소, 뇌신경 발달 손상
과잉 부작용 | 편두통, 고혈압, 관절통, 심장질환, 적대감, 공격적인 행동
함유 식품 | 지라, 간, 달걀, 메추리알, 붉은색 육류(쇠고기, 돼지고기, 닭고기), 어패류(등 푸른 생선, 은어, 새꼬막, 굴, 가막조개, 대합 등), 해조류(톳, 파래 등), 푸른 잎 채소(깻잎, 시금치, 아스파라거스 등), 견과류, 콩 등

카사노바가
사랑한 아연

카사노바가 즐겼다는 굴의 주성분이 바로 아연이다. 정력의 원천으로 여겨지는 식품답게 아연은 불임에 도움이 되고 전립선비대증, 전립선암을 예방한다. 전립선에 문제가 있다면 아연 섭취량을 늘리면 도움이 된다.

비타민 B_6와 아연을 함께 복용하면 발기부전 치료에도 도움이 된다. 남성뿐 아니라 남녀 모두의 생식기관 발달과 호르몬 생산에 필수적인 미네랄이므로, 생리불순이라면 치료에 앞서 아연을 보충하는 것도 한 방법이다.

아연 역시 다른 미네랄처럼 우리 몸 곳곳에 간섭하는 마당발이다. 우리 몸에 있는 3,000여 종의 효소 중 10%에 해당하는 300여 개의 효소가 아연을 필요로 한다. 그 중에는 DNA 복제와 유전자 발현, 활성산소 제거 효소 등 생명활동에 기본적으로 작용하는 효소가 많다.

> **˚서울신문** 암, 심장병 등 주요 질환, 아연 부족 영향 커 -美 연구
>
> 기사입력 2015-03-30 10:26 기사원문
>
> [서울신문 나우뉴스]
>
> 우리나라 사망 원인의 상위권을 차지하고 있는 암이나 심장 질환은 물론 당뇨병과 같은 만성 질환이 아연 부족에 크게 영향을 받는다는 연구결과가 나왔다. 특히 노인층에서 아연 결핍에 빠지면 면역력이 떨어져 이런 질병이 발병하기 쉽다.

아연과 면역력의 상관관계에 대해 설명한 2015년 3월 30일자 서울신문 기사

아연은 면역체계를 강화하고, 세균 감염에 대항하는 T세포의 숫자를 증가시키고, 혈액 속 비타민 E 농도를 유지해 콜레스테롤이 쌓이는 것은 막아준다. 단백질 합성과 콜라겐 형성에 핵심 역할을 하기 때문에 손톱에 생긴 하얀 반점을 없애준다.

또한 아연은 훌륭한 감기약이기도 하다. 감기에 걸렸을 때 아연 정제를 입에서 녹여서 삼키면 증상이 완화되고 회복이 빨라진다. 아연은 인슐린 생성을 돕고 근육 수축을 관장하기 때문에 당뇨병이 있는 사람에게도 도움이 된다. 정신분열증 치료에도 중요한 역할을 하며, 셀레늄과 함께 복용하면 중금속을 빨리 배출시킨다.

또 가려움증을 일으키는 히스타민 생성을 억제하기 때문에 아토피성 피부염 개선에도 도움이 된다. 몸 안팎에 상처가 났을 때 빨리 낫도록 하고, 노인들의 경우 황반변성에 의한 시력 감퇴를 막아주기도 한다. 땀을 많이 흘리는 사람이나 수유부는 평소보다 아연을 더 많이 먹는 것이 좋으며, 노인들은 아

연과 마그네슘을 함께 복용하면 좋다. 항우울제, 소염 스테로이드제, 이뇨제 등을 복용하거나 식이섬유가 많은 식사를 할 때는 아연도 많이 먹어야 한다.

아연이 부족하면 맛을 잘 못 느끼기도 한다. 혀의 미뢰 세포를 움직이는 필수 미네랄이 바로 아연이기 때문이다. 현대인은 스트레스도 많고 식품첨가물이 든 가공식품도 많이 먹기 때문에 아연이 부족하기 쉽다. 미각이 이상하거나 입맛이 없을 때 아연을 충분히 섭취하면 입맛이 좋아진다. 알코올 중독, 갑상선이나 부신 질환, 스트레스, 감염, 비타민 E와 B_1 과다 섭취도 아연 결핍을 부른다.

권장 섭취량 | 1일 남자 12mg, 여자 10mg
결핍증 | 빈혈, 전립선 비대증, 동맥경화증, 생식선 기능 저하증, 성장 지연, 식욕 부진, 감각기능 이상(특히 미각 이상), 피부 장애, 탈모, 성기능 감퇴, 면역력 저하, 불임, 출산 후 우울증, 시신경반 퇴행, 인슐린의 합성과 췌장 기능 저하, 지질과 아미노산 대사 장애, 거식증, 조울증, 자폐증, 신경정신 증상, 행동 이상, 활동성 저하 등
과잉 부작용 | 피로, 식욕 부진, 활력 저하, 우울증, 냉담, 무관심, 설사, 미각 저하, 후각 저하, 식후 포만감, 빈혈, 야맹증, 피부건조, 피부염, 각막염, 원형탈모증, 성장 장애, 2차 성징 지연, 발기 불능, 여성불임, 당뇨, 간경화, 콜레스테롤 상승
함유 식품 | 굴, 돼지 간, 마른 오징어, 멍게, 가리비, 붉은색 육류(쇠고기, 돼지고기), 명란젓, 난황, 아귀, 간 등

아연은 비타민 A, 칼슘, 인 등과 함께 복용할 때 가장 효과적이다. 철분 보충제를 먹고 있다면 아연은 시간을 달리해서 복용해야 흡수가 잘 된다. 아연은 면역력을 활성화시키는 역할을 하지만 매일 150mg 이상 먹으면 거꾸

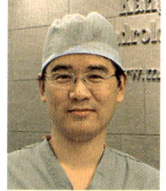

아연이 남성 성기능에 미치는 영향을 소개한 2010년 9월 1일자 한국경제 기사

로 면역반응을 억제할 수 있다. 또한 구리가 부족하면 상대적으로 아연이 많아지며 불균형으로 인한 부작용이 생길 수도 있다.

사례

아연 결핍 _ 15세 · 남

심각한 아토피성 피부염으로 피부뿐만 아니라 아토피로 인한 신경질적인 성격과 성적 저하도 문제였다. 모발검사를 통해 미네랄 균형을 조사한 결과, 아연은 부족한 반면 구리는 넘치는 것으로 나타났다. 아연은 중금속을 배출하는 역할도 하므로 아연이 부족하면 구리에 중독되기 쉽다. 구리도 우리 몸에 꼭 필요한 필수 미네랄이긴 하지만 공해에 노출되기 쉬운 현대인의 환경적 특성상 필수미네랄인 구리 섭취에 신경을 쓰는 것보다 중금속 구리를 경계하는 것이 더 중요하다. 이 학생의 경우 아연 보충제와 구리를 해독하는 비타민 B_6와 비타민 C를 처방했다.

기억력을 향상시키는 망간

망간은 절반 이상이 뼈에, 나머지는 간장과 신장, 췌장, 뇌하수체에 자리 잡고 있다. 뼈는 물론 연골과 힘줄, 콜라겐 등을 만들 때 필요한 뮤코다당체를 생합성하는 데 도움을 주고 다른 기관에서는 주로 세포 안의 에너지 공장인 미토콘드리아에 존재한다.

즉, 신체의 골격구조를 만들고 건강하게 유지함으로써 정상적인 성장과 발달에 기여한다. 또한 비타민 B군과 비타민 C, 비타민 E 등을 사용할 때 필요한 효소를 활성화시킴으로써 소화와 흡수 과정에서도 중요한 역할을 한다. 생식기능에도 관여하므로 부족하면 성기능이 저하될 수도 있다.

평소 자주 어지럽거나 멍해질 때가 많다면 망간을 충분히 섭취하도록 신경 써야 한다. 망간은 기억력을 향상시키고 심리적인 초조함을 줄여 스트레스에 강해지게 만든다. 갑상선 기능을 정상적으로 유지하는 데도 중요한 역할을 한다.

망간은 주로 채소와 견과류에 들어 있으므로 고기 등 동물성 식품을 즐기는 사람은 결핍되지 않도록 주의해야 한다. 우유나 통곡류, 콩도 마찬가지다. 칼슘과 인, 콩이나 통곡류의 껍질에 든 섬유질과 피틴산이 망간 흡수를 방해하기 때문이다. 망간이 부족하면 에너지가 제대로 만들어지지 못해 피로를 유발한다.

망간이 필요한 양보다 넘치는 경우는 오염된 식수, 흡연과 염색약 등 환경적 요인 탓인 경우가 크다. 때로는 철과 칼슘 결핍, 간이나 신장기능 저하, 알코올 중독도 망간 과잉을 부른다.

권장 섭취량 | 1일 2~5mg
결핍증 | 만성피로, 지구력 저하, 운동 실조, 체중 감소, 천식, 이명, 청력 저하, 손발톱과 모발의 성장 장애, 머리카락 색조 변화(적갈색으로), 뼈 형성 장애, 골다공증, 관절과 척추 장애, 당뇨병, 알레르기 증상, 불임, 난소·정소의 퇴화, 애플시럽병, 페닐케톤뇨증 등
과잉 부작용 | 식욕 부진, 불면, 근육통, 흥분, 환각, 이상한 웃음, 기억 장애, 충동적 행동, 언어 장애(중증인 경우), 이상 보행, 불균형, 과반사, 미세 진전, 경직, 경련성 웃음, 파킨슨병과 비슷한 증상(배설 촉진 성분 - 칼슘, 구리, 철, 인, 바나듐, 비타민 B_1·B_{12}·D·E)
함유 식품 | 푸른 잎 채소, 견과류(아몬드, 잣, 호박씨 등), 깨, 김, 콩류 등

검은
머리카락의
비결, 구리

철과 함께 적혈구를 만드는 데 관여하는 구리는 철의 흡수와 이용률을 높여 심혈관의 건강을 유지한다. 머리카락과 피부의 색깔을 내는 티로신 아미노산을 사용할 때 필요한 성분으로 부족하면 머리카락과 피부의 색소가 결핍되거나 각화될 수 있다. 비타민 C를 이용할 때도 꼭 필요한 성분이라 정상적인 면역기능을 위해서도 필요하다.

아연이나 망간이 과잉이거나 만성 감염인 경우 구리가 결핍될 수 있다. 하지만 구리는 결핍보다 과잉이 더 걱정되는 미네랄이기도 하다. 자동차의 배기가스 같은 공해, 흡연이나 피임약 등 현대인의 생활환경과 습관이 혈중 구리 농도를 적정 수준 이상으로 상승시키기 때문이다. 갑상선기능 저하증이나 부신기능 저하증 같은 내분비계 이상, 향정신성 약제, 진정제, 신경안정제, 에스트로겐 제제를 복용하거나 아연과 철이 부족한 경우에도 구리가 과잉될 수 있다. 산성 음식을 구리 냄비에 끓이거나 보관해도 구리를 섭취할 수 있으므로 주의해야 한다.

권장 섭취량 | 1일 1.5~3mg
결핍증 | 빈혈, 뼈 형성 부전, 운동 실조, 류머티스 관절염, 관절 주위 칼슘 침착으로 인한 관절통, 만성 세균 감염, 만성 피로, 다발성 경화증, 파킨슨병, 부종, 모발·피부의 색소 결핍이나 각화 이상, 심혈관계 이상(동맥류, 심비대, 심부전, 허혈성 심장질환), 갑상선기능 저하, 통풍, 고혈압, 고혈당증, 정서 장애, 불면, 알레르기, 괴혈병 등
과잉 부작용 | 불면증, 탈모증, 월경불순, 우울증, 체중 증가, 폭력적 성격, 정신분열증, 빈혈, 신장염, 간경화, 골다공증, 동맥경화, 혈관 파열, 면역력 저하, 갑상선기능 저하, 조직 노화, 피부질환, 척추측만증, 윌슨씨병, 임신중독증(임신 마지막 3개월 동안 과잉인 경우), 자간증, 산후우울증 등
함유 식품 | 소간, 심장, 곱창, 코코아, 말린 자두, 통밀, 게, 아귀 간, 돼지 간, 새우, 문어, 오징어, 대부분의 해산물, 말린 콩, 완두, 대두제품 등

사례

구리 중독 _ 36세·여성

이 환자는 성인이 된 후 생긴 악성 피부염으로 피부과부터 한방, 민간요법까지 십여 년 동안 안 해 본 치료가 없을 정도로 병원을 전전했으나 증세가 나아지지 않았다고 한다. 필자를 찾아왔을 때는 몸 전체에서 가려움증으로 인해 긁은 자국과 딱지를 발견할 수 있을 정도로 엉망이었다.

종합검사에서 특별한 질병을 찾을 수는 없었지만 피부염 외에도 만성피로를 호소해 모발 미네랄 검사를 시행한 결과, 구리 중독과 활성산소가 높은 것으로 나타

났다. 체내에 구리 농도가 높은 경우 악성 피부염이 잘 생긴다. 앞선 사례에서도 보았듯 아연이 많이 부족한 경우에도 마찬가지다. 이 환자에게는 구리 중독을 해소하기 위해 비타민 B_6와 비타민 C 보충제를 처방했다.

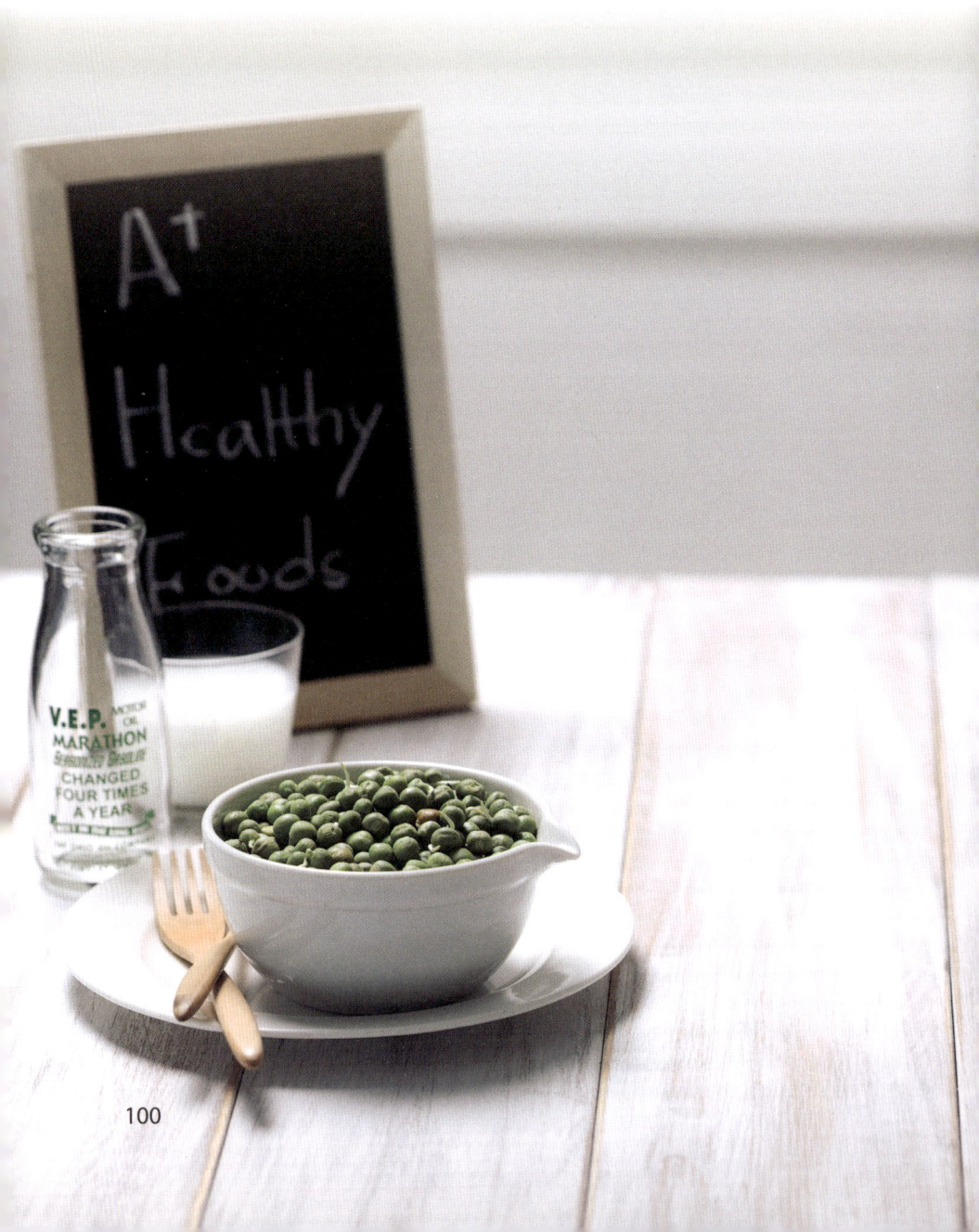

심근경색·뇌졸중·암을 막는 든든한 셀레늄

심근경색이나 협심증, 뇌졸중, 암 등 중대한 3대 질병을 예방하는 미네랄이 바로 셀레늄이다. 셀레늄은 혈관에서 혈액이 응집되는 것을 막아 심근경색이나 협심증, 뇌졸중 등 심혈관 질환을 막는다. 또한 활성산소의 독성을 무력화하는 효소인 글루타티온 페록시다아제에 필요한 성분으로 거의 모든 암 예방에 도움이 된다.

셀레늄은 여러 미네랄 중 가장 강력한 항암물질이라고 할 수 있다. 특히 방사선과 화학적 발암물질에도 강력한 항암작용을 발휘한다. 비타민 E와 함께 섭취하면 염색체가 손상되는 것을 막고 손상된 유전자를 빨리 복구시키기 때문이다. 수은 같은 중금속의 독성을 억제하고 배설해 중금속 중독으로부터 안전하게 지켜주며, 관절염의 통증도 줄여주고 비듬 예방과 치료에도 도움이 된다.

셀레늄은 특히 남성에게 좋은 미네랄로 알려져 있다. 셀레늄은 간장, 신장, 심장 등 여러 장기에 존재하지만 남성의 경우 거의 절반이 고환, 전립선과 가까운 정관의 일부에 몰려 있기 때문이다. 실제로 셀레늄은 남성의 정자 숫자를 늘리고 성기능을 강화하기 때문에 셀레늄이 결핍되면 남성들은 정력 감퇴를 느끼기도 한다.

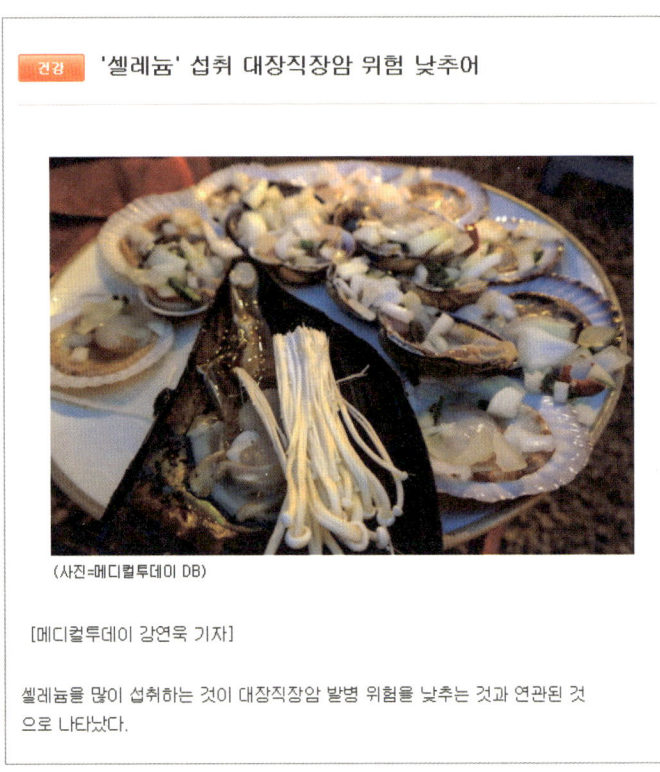

셀레늄의 항암 효과에 대해 다룬 2014년 12월 17일자 메디컬투데이 기사

더불어 셀레늄은 여성들에게도 무척 좋은 미네랄이다. 특히 폐경기의 열감과 불쾌감을 완화하는 데 도움이 된다.

우리나라나 일본은 흙에 셀레늄이 풍부하므로 보리, 토마토, 감자, 양파 등 우리 땅에서 난 채소만 충분히 먹어도 거의 충족된다. 하지만 토양에 셀레늄이 부족하면 아무리 셀레늄이 풍부한 것으로 알려진 식품이라고 한들 소용이 없다.

한편 광산이나 시멘트·유리·세라믹·놋쇠·플라스틱이나 전자제품 공장, 인쇄소 등에서 일하는 경우 셀레늄이 과잉될 수도 있다.

권장 섭취량 | 1일 50~200㎍
결핍증 | 면역 억제, 크론씨병, 소아의 골관절염, 백내장, 용혈성 빈혈, 간경화, 근육 손상, 고혈압, 죽상동맥경화, 관절염, 근육 노화, 불임, 황반변성, 당뇨병성 신경증 등
과잉 부작용 | 위장 장애, 구취, 재채기, 기침, 어지럼증, 호흡 곤란, 두통, 목젖 부종, 저색소성 빈혈, 백혈구 감소, 생리불순, 탈모증 등(배설 촉진 성분 : 수은, 비소, 은, 철, 황, 아연, 구리, 납, 카드뮴, 비타민 A·K·불소)
함유 식품 | 보리, 현미, 어패류, 고기 내장, 신장, 간, 양파, 토마토, 브로콜리, 감자, 마늘 등

사례

셀레늄 결핍 _ 49세·여

이 환자는 감기 증상이 잦고 피부의 염증이 자주 생기며 입 안도 자주 헐어서 찾아왔다. 종합검사 결과도 이상 없는데 면역력 저하가 의심되어 모발검사를 했더

니 셀레늄은 무척 낮은 반면 칼슘과 구리, 바륨은 높은 편이었다. 중금속을 배출하는 셀레늄이 부족한 탓에 중금속이 몸에 쌓인 것도 피부 염증을 악화시킨 원인이었다.

원래 우리 땅에는 셀레늄이 풍부했지만, 화학비료 사용 등으로 요즘에는 토양의 질이 변했다. 그래서 셀레늄이 풍부하다고 알려진 감자 등도 예전만 못할 수 있다. 따라서 셀레늄 결핍으로 인한 증상이 나타나는 경우는 물론 건강한 사람이라도 면역력을 유지하고 전립선질환 등을 예방하려면 별도로 셀레늄 보충제를 복용하는 것이 좋다.

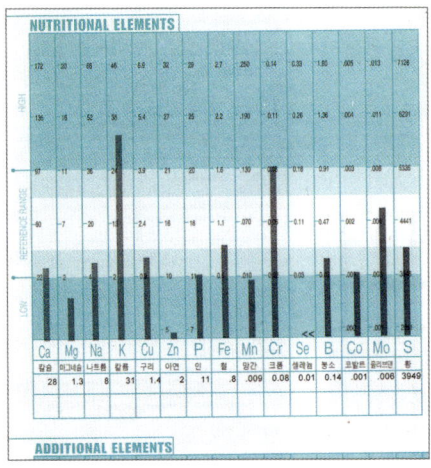

TEI 모발 검사 : 미네랄 · 중금속 검사

신진대사를 조절하는 요오드

요오드는 갑상선 호르몬의 주요 성분으로 우리 몸 속 요오드의 70~80%는 갑상선에 존재한다. 목 안쪽에 나비 모양으로 자리 잡은 갑상선은 우리 몸의 신진대사를 통제하고 조정한다. 지방을 태워 체중을 조절하고 성장을 촉진한다. 그래서 갑상선 기능 저하증인 경우 붓고 살이 찌기 쉬운 반면 갑상선기능 항진증인 경우 마르기 십상이다.

갑상선에 이상이 생기면 유난히 피곤함을 쉽게 느낀다. 요오드가 부족할 때도 마찬가지다. 요오드는 몸의 활력을 높이는 것은 물론이고 정신적 순발력도 향상시킨다. 또한 머리카락, 손발톱, 피부, 치아 등 신체 말단 부위가 건강하게 유지시키기도 한다. 우리나라 사람들은 해조류를 많이 섭취하는 편이라 비교적 결핍증은 적은 편이다.

권장 섭취량 | 1일 75~200㎍
결핍증 | 체중 증가, 활력 감소, 갑상선 결절, 갑상선기능저하증
과잉 부작용 | 고이터(갑상선 비대증)
함유 식품 | 요오드가 풍부한 토양에서 자란 채소, 양파, 해조류(다시마, 미역, 김, 한천 등), 생선(정어리, 고등어, 가다랭이, 방어 등)

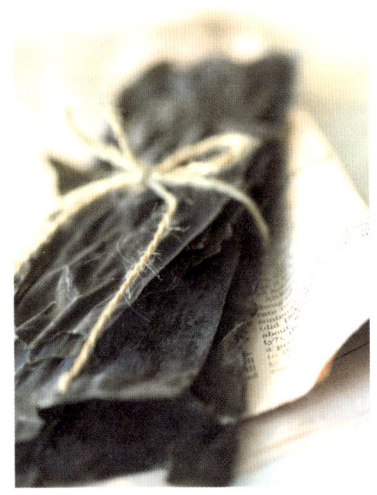

식도암을
예방하는
몰리브덴

간장과 신장에 많은 미네랄인 몰리브덴은 탄수화물과 지방의 신진대사를 돕는다. 우리 몸이 철분을 사용할 때 필요한 효소의 핵심 성분으로, 빈혈을 예방하고 일반적인 건강에 기본이 되는 미네랄이다. 중금속인 수은과 카드뮴의 배설을 촉진하거나 독성을 낮추는 효과가 있다. 또한 발암물질인 니트로소아민을 강력하게 억제해 특히 식도암 예방에 효과적이라고 알려져 있다.

몰리브덴은 불소를 침착시켜 치아를 튼튼하게 해주기도 한다. 기름진 흙에서 키워낸 야채를 자주 먹지 못하거나 구리 과잉인 경우 결핍될 수 있으므로 추가로 섭취할 필요가 있다.

권장 섭취량 | 1일 60㎍
결핍증 | 충치, 뇌 장애, 정신 장애, 안수정체 이상 등
과잉 부작용 | 관절통, 인대 등 결합조직 탄력성 감소, 빈혈, 통풍, 근육통
함유 식품 | 간, 정백하지 않은 통곡류, 콩류, 우유와 유제품, 푸른 잎 채소, 양배추, 마늘, 달걀, 감자, 양파 등

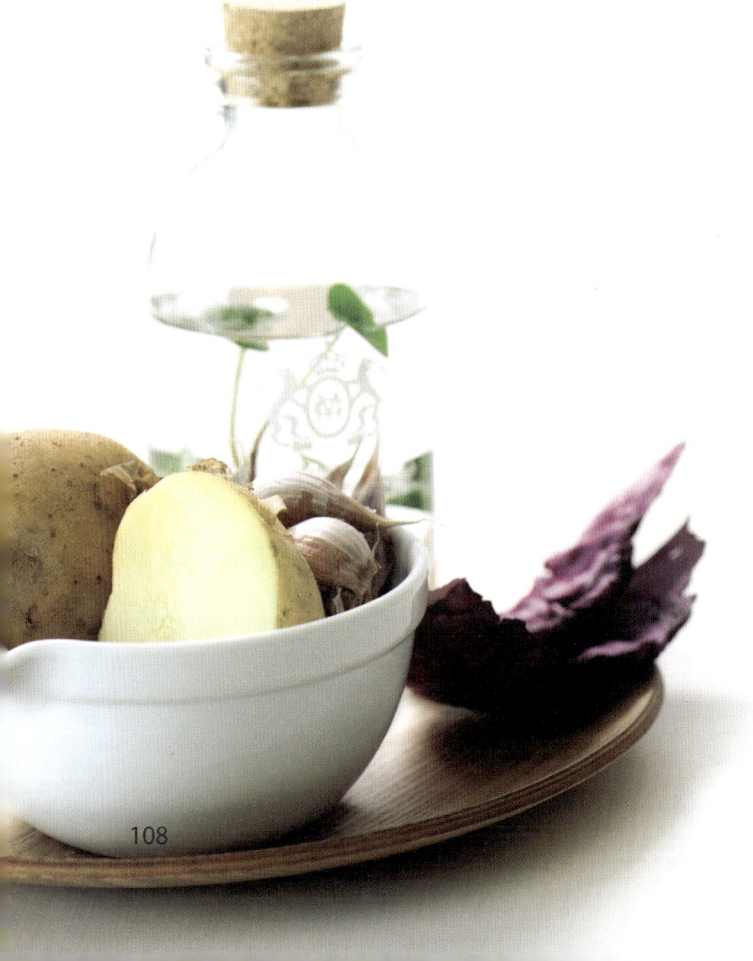

인슐린을 보조하는 크롬

단것이 먹고 싶은 충동을 못 견디는 사람에게 꼭 필요한 미네랄이다. 크롬은 단것을 못 견디게 먹고 싶거나 갑자기 기운이 빠져 단것을 찾는 일을 방지한다. 스트레스를 많이 받거나 미네랄이 잘 흡수되지 않는 사람, 술을 즐기는 사람인 경우 크롬이 부족해지기 쉬워서 당뇨병이 생기기도 쉽다. 크롬은 인슐린과 함께 당분 대사에 작용해 당뇨병을 방지한다.

크롬은 또한 성장을 돕고 고혈압 예방과 치료에도 도움을 준다. 동시에 근육을 크게 만들고 지방을 낮추는 역할을 하므로 체중 조절에 필수적인 미네랄이다.

나이 들수록 몸속 크롬의 양이 줄어드는데 인슐린 과다, 임신, 갑상선기능 저하, 부갑상선기능 항진 등이 그 원인으로 작용한다. 크롬이 결핍되면 비타민 C가 흡수되는 것을 방해해 안 좋은 증상을 야기한다. 다양한 음식을 골고루 섭취하면 크롬을 충분히 섭취할 수 있으며, 아연이 크롬의 훌륭한 대체재가 될 수도 있다.

한편 크롬은 환경을 오염시키는 물질이기도 하다. 도금이나 철강산업 종사자는 물론, 대도시에 사는 경우 대기와 수질의 오염물질에 의해 환경오염 물질인 크롬이 몸에 지나치게 쌓여 알레르기성 피부염, 천식, 호흡기 암의 원인이 될 수도 있다.

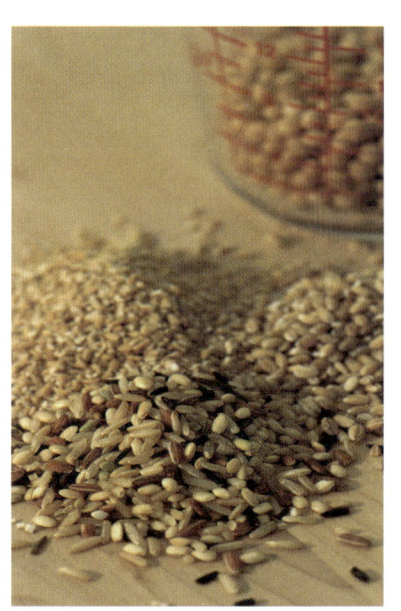

권장 섭취량 | 1일 50~200㎍
결핍증 | 말초신경병, 당뇨병, 동맥경화, 관상동맥질환, 비만, 각막 혼탁, 두통, 피로, 근심, 불안감 등
과잉 부작용 | 피부염, 기관지염, 천식, 폐암 등
함유 식품 | 간, 닭고기, 육류, 뱀장어, 톳, 가리비, 수박·호박씨, 옥수수기름, 대합, 메밀, 도정하지 않은 곡류 등

빈혈을 없애는 코발트

우리 몸속 코발트의 15%는 비타민 B_{12}로 존재하며, 나머지는 효소와 활성인자의 구성 성분으로 작용한다. 비타민 B_{12}로 존재한다는 점에서 알 수 있듯이 코발트는 적혈구를 만드는 데 꼭 필요한 성분이다. 결핍될 경우 적혈구 수가 줄어들면서 악성빈혈이 될 수도 있다.

반면 코발트가 충분하면 빈혈 치료에 도움이 된다. 대부분 음식을 통해 충분히 섭취할 수 있지만 철저한 채식주의자들은 비타민 B_{12}와 함께 결핍되기 쉽다. 또한 갑상선기능 항진증, 철분 과잉 섭취, 흡수 장애, 소장의 세균 증식, 장염, 염산 부족, 기생충도 코발트 결핍을 부른다.

코발트는 다이아몬드 가공이나 전기도금, 페인트를 만들 때 사용하는 원료이기도 해 관련된 일을 하는 경우 과잉 부작용이 나타날 수도 있다. 직업적으로 코발트에 노출될 가능성이 높다면 철분을 충분히 섭취하는 것이 코발트를 빨리 배출하는 데 도움이 된다.

권장 섭취량 | 설정 안 됨
결핍증 | 악성빈혈, 전신권태, 식욕 부진, 지각 이상, 피로, 설사, 빈혈, 위치·진동감각 감소, 손발의 무감각, 보행 이상, 인격·감정 변화, 우울증 등
과잉 부작용 | 천식, 폐질환, 위장장애, 구토, 복통, 오심, 적혈구증가증, 안면홍조, 난청, 흉통, 피부염, 고혈당증, 갑상선기능 저하증, 갑상선 비대증, 심부전, 신장기능 저하 등
함유 식품 | 굴, 돼지고기, 대구, 닭고기, 쇠고기, 신장, 간, 우유, 대합 등

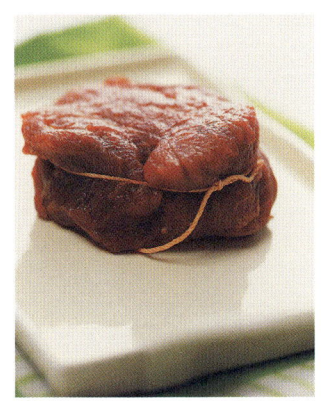

이 튼튼, 뼈 튼튼 불소

우리가 먹는 수돗물에는 불소가 첨가되어 있다. 우리나라뿐 아니라 많은 나라에서 수돗물에 미량의 불소를 첨가하고 있는데 이는 불소가 충치 예방에 효과적이라는 세계보건기구의 권고에 따른 것이다. 불소는 치아 표면의 에나멜을 구성하는 성분으로 충치를 예방하고 뼈를 튼튼하게 한다. 하지만 너무 많이 섭취하면 치아가 갈색으로 물드는 반점치가 된다. 특히 성장기 어린이는 혈장의 불소 농도가 조금만 변해도 불소중독증이 생기기 쉬우므로 주의가 필요하다.

권장 섭취량 | 1일 1.5~4mg
결핍증 | 충치
과잉 부작용 | 반점치
함유 식품 | 불소 처리한 수돗물, 해산물, 홍차

서울신문
시린 이엔 칼륨·칼슘, 충치 예방엔 불소 성분…
치약도 골라 쓰세요

25면 | 기사입력 2012-02-20 03:42 | 기사원문

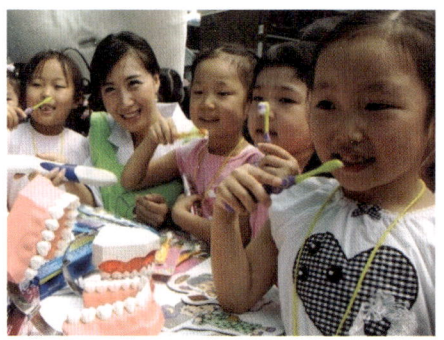

[서울신문]

마트에 가면 수십 종의 치약들이 즐비하게 진열돼 고르기가 쉽지 않다. 얼핏 "그게 그거겠지."라고 생각하기 쉽지만 치약은 종류만큼 성분과 효능이 제각각이다. 따라서 치약은 치아 상태에 맞는 제품을 고르는 게 무엇보다 중요하다. 잇몸질환과 치석상태, 시린 증상 등 구강 상태에 따라 알맞은 치약을 골라야 구강 건강도 지키고, 치과 질환도 예방할 수 있다.

●먼저 성분부터 따져야 치약은 보통 한 종류를 온가족이 함께 사용한다. 그러나 치약마다 성분과 효능이 다르므로 치아 상태에 따라 다른 치약을 사용할 필요가 있다. 치약에는 치석을 제거하고 치아를 빛나게 하는 연마제, 거품을 내는 기포제, 상쾌한 느낌의 착향제 등이 들어있다. 그러나 이런 성분이 모든 사람에게 좋은 것은 아니다. 예컨대 치아가 마모돼 시린 증상이 있다면 연마제가 많은 치약을 피해야 한다.

충치가 걱정이라면 충치 유발을 억제하는 불화나트륨, 일불소인산나트륨 등 불소 성분이 든 치약을 골라야 한다. 치약의 기본적인 기능은 음식 찌꺼기와 치태를 세척하고, 충치를 예방하는 것이다. 충치의 원인은 당분이 세균에 의해 부패하면서 만들어진 산이 치아의 표면 법랑층을 녹여 세균이 쉽게 침투하게 만들기 때문인데, 불소가 함유된 치약은 치아가 산에 잘 견디도록 해 충치를 예방한다.

불소의 충치 예방 효과에 관한 2012년 2월 20일자 서울신문 기사

먹는 산소 게르마늄

게르마늄은 산소와 결합하기 때문에 '먹는 산소'로 불린다. 산소가 부족해지지 않도록 충분히 보충함으로써 활성산소의 공격에서 세포를 보호하는 것이다. 덕분에 면역세포인 NK(Natural Killer, 자연살상)세포와 T-임파구, 마크로파지 등을 활성화시켜 각종 병을 치료하고 예방하는데, 특히 암세포 성장과 전이를 억제하며 에이즈 치료에 쓰이기도 한다.

활성산소의 해악은 우리 몸 곳곳 미치지 않는 곳이 없다. 혈액과 혈관을 공격하면 과산화지질을 만들고 혈관 벽을 손상시켜 혈전이 손상 부위에 엉키고 쌓이게 만들어 동맥경화와 고혈압에 취약하게 된다.

하지만 게르마늄은 혈관 내피세포에 들러붙어 있는 각종 불순물을 제거함으로써 혈압을 올리는 근본적인 원인을 제거한다. 또한 치매를 일으키는 원인물질도 강력하게 억제하고, 두뇌에 산소를 원활하게 공급해 신경세포가 퇴화되는 것을 막는다. 덕분에 노인성 치매와 알츠하이머 예방에도 효과적이다. 면역세포나 혈관세포뿐 아니라 피부세포도 활성화시켜 노화를 방지하며 진통 효과도 우수하다. 또한 칼슘, 아연 등 필수미네랄은 잘 흡수되도록 돕고 수은이나 카드뮴, 납 등 중금속은 빨리 배출되도록 한다. 반면 부족하면 감기나 중이염 등 염증이 잘 생길 수 있고 심각하게 결핍되면 셀레늄 결핍과 마찬가지로 암도 유발할 수 있다.

하지만 모든 게르마늄이 몸에 좋은 것은 아니다. 마늘이나 인삼 등 식물에 포함된 유기 게르마늄은 안전하지만 맥반석 가루 등 광물에 포함된 무기 게르마늄은 오랫동안 먹으면 간이나 신장에 쌓여 기능 장애를 부르기도 한다.

권장 섭취량 | 설정 안 됨
결핍증 | 감기, 편도선염, 중이염, 암
과잉 부작용 | 간기능 장애, 신장기능 장애
함유 식품 | 산삼, 인삼, 마늘, 버섯, 양파, 해초, 구기자, 율무, 알로에베라 등

사례

게르마늄 결핍 _ 14세 · 남

이 학생은 그동안 잦은 코감기와 반복되는 편도선염, 중이염을 치료하느라 많은 양의 항생제를 투여했고, 이로 인해 면역력이 떨어졌다는 이야기를 듣고 찾아왔다. 게르마늄은 아주 조금만 있어도 충분하지만 우리의 면역 세포를 활성화시키기 때

문에 부족한 경우에는 면역력이 저하돼 이 학생처럼 염증이 잘 생길 수 있다. 식이요법과 함께 게르마늄 보충제를 처방했다.

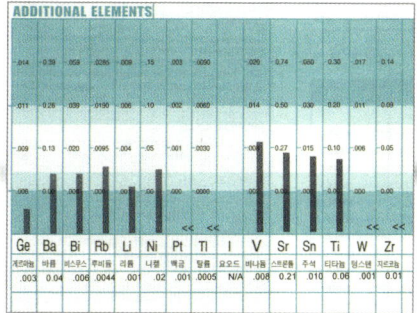

TEI 모발 검사 : 미네랄·중금속 검사

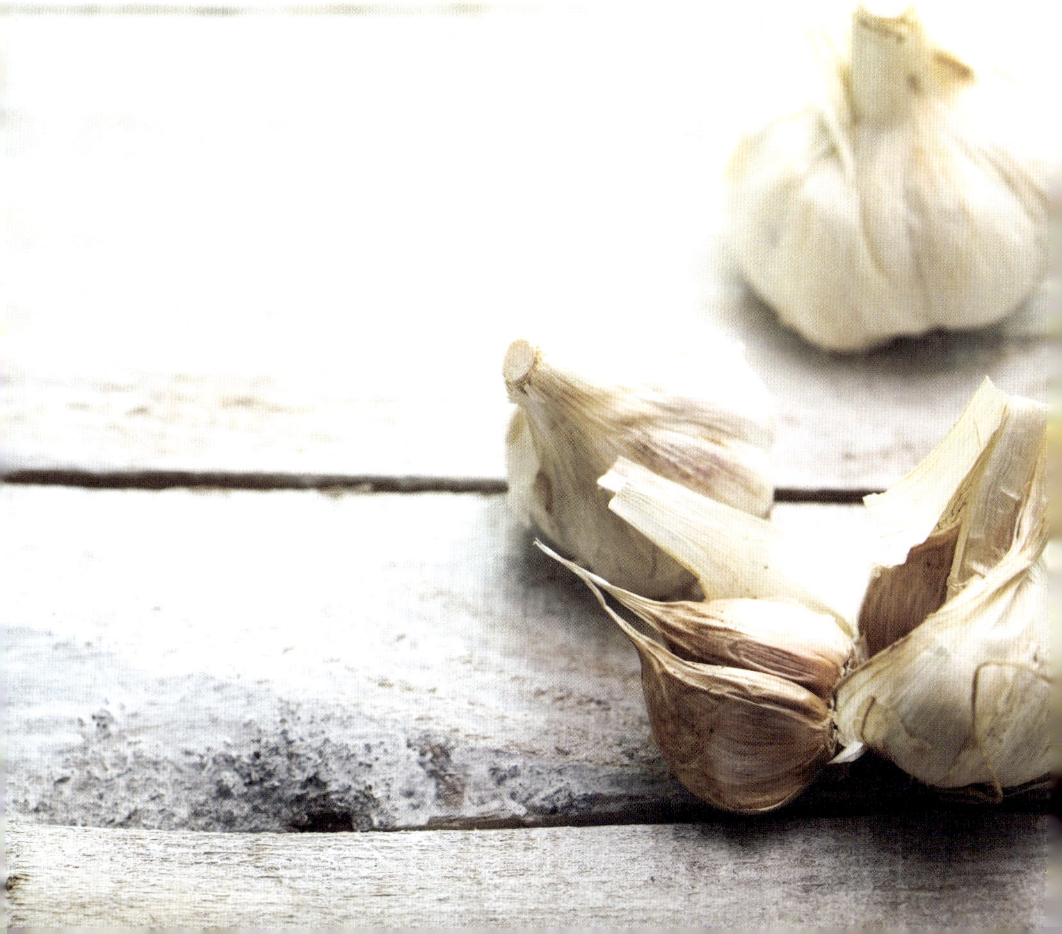

천연 인슐린 바나듐

바나듐은 최근 인슐린 호르몬과 흡사한 작용을 한다는 점이 밝혀지면서 주목받고 있는데 특히 인슐린 호르몬을 만드는 췌장의 베타 세포 손상과 관계있는 제2형(인슐린 비의존형) 당뇨병에 유용한 것으로 알려지고 있다. 다른 미네랄이 그렇듯 활력을 높여주며, 혈관에 콜레스테롤이 쌓이는 것도 막아 심장발작 예방에도 도움이 된다. 기본적으로는 뼈와 이를 만들 때 필요한 미네랄인데, 보디빌더들은 근육을 만들고 힘과 정확성을 높이는 데도 도움이 된다며 매일 복용하기도 한다. 하지만 일반적인 경

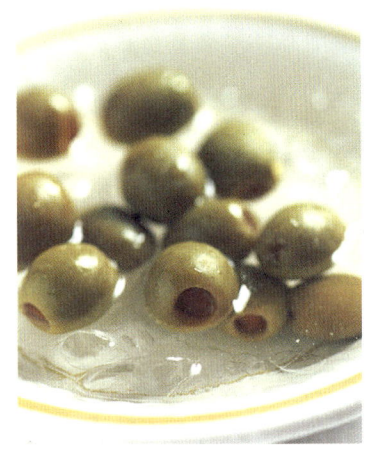

우 군이 따로 신경 써서 먹지 않아도 생선요리 한 끼만 먹으면 필요한 만큼 충분히 섭취할 수 있다.

권장 섭취량 | 설정 안 됨
함유 식품 | 멍게, 생선, 올리브, 도정하지 않은 통곡류 등

뼈를 키우는 규소와 붕소

뼈를 구성하기 위해서는 칼슘뿐 아니라 인도 필요하다고 했다. 칼슘과 인이 더해진 인산칼슘을 만들 때 꼭 필요한 성분이 바로 규소이다. 규소가 부족해지면 연골이나 피부 같은 결합조직에 발육 장애가 일어난다.

한편 붕소는 뼈를 성장시키는 효소를 돕고 여성호르몬인 에스트로겐 역할을 하기도 한다. 붕소가 결핍되는 경우는 거의 없는 반면 칼슘이나 마그네슘 과잉인 경우 붕소가 증가하면서 약간의 독성 증상이 나타날 수 있으므로 주의한다. 또한 진통제, 항생제, 비충혈제거제, 항히스타민제, 지사제, 제산제, 살충제 같은 약이나 먼지 등에 붕소의 함량이 높다. 때문에 이들 제품을 오랫동안 사용하는 것은 피해야 한다.

권장 섭취량 | 설정 안 됨
결핍증 | 결합조직과 연골의 발육 장애, 골다공증, 건망증(규소)
과잉 부작용 | 오심, 구토, 설사, 피부염, 기면, 소변으로 칼슘 손실 증가, 에스트로겐 감소(붕소)
함유 식품 | 생선, 올리브(붕소), 현미, 보리, 해바라기씨(규소)

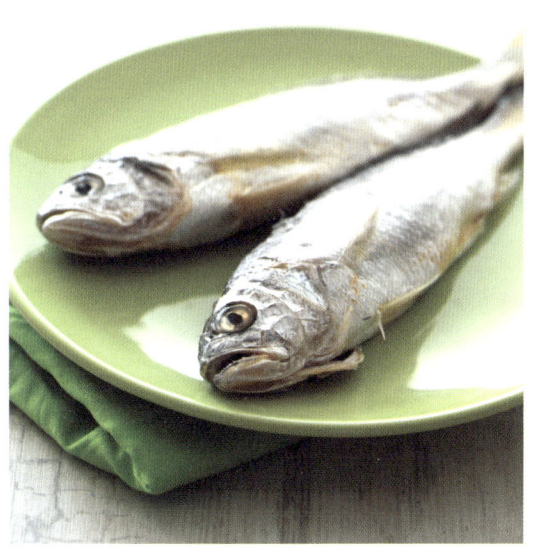

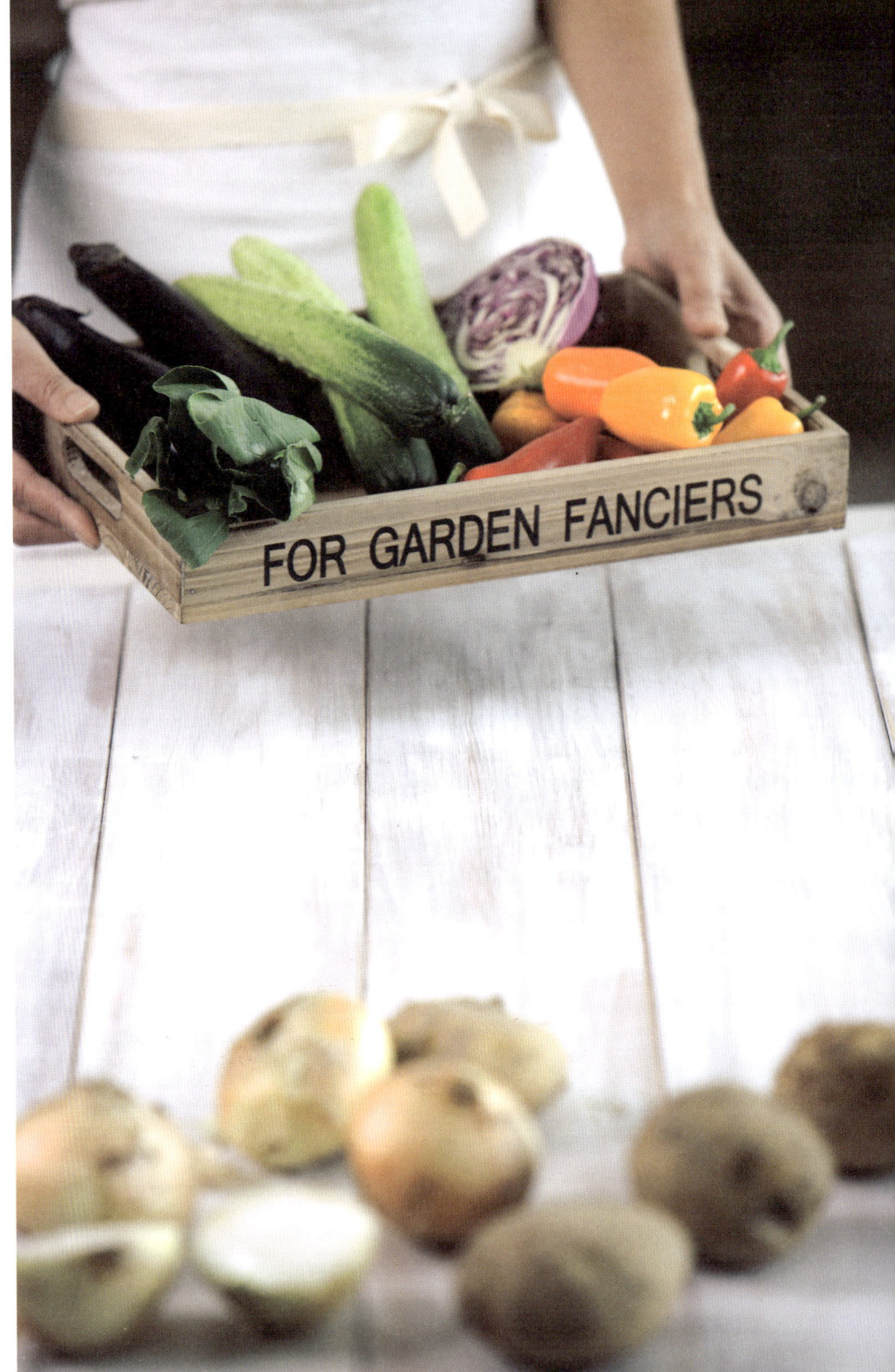

3장

항산화물질로 젊음 유지하기

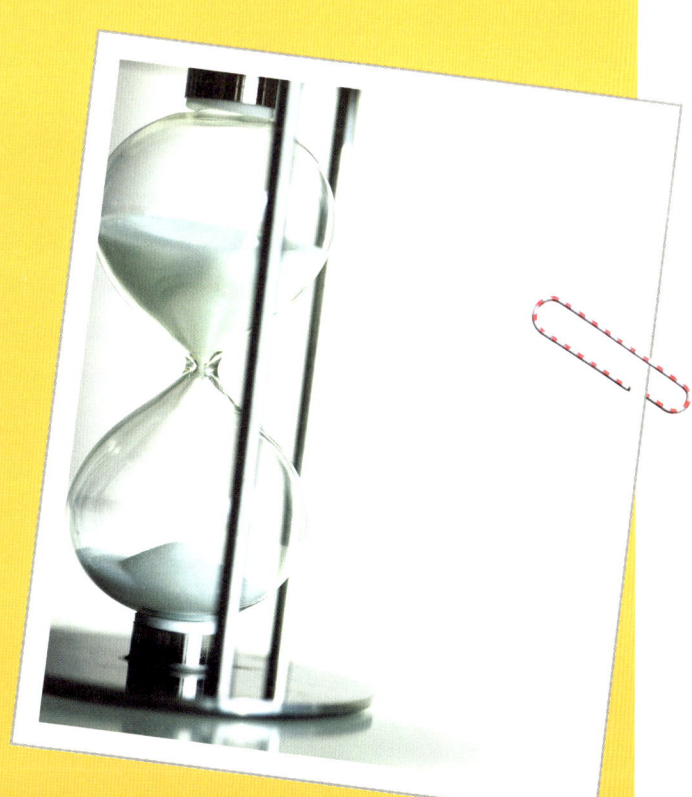

노화방지와 항암작용으로 유명한 항산화물질은 활성산소가 세포를 공격해 노화나 유전자 전이를 일으키는 과정을 사전에 차단하는 기능을 한다.

우리 몸은 몹시 정교해서 필요 없는 것은 만들어내지 않으며 무엇이든 넘쳐서 부작용을 일으키기 전에 예방하는 힘을 갖고 있다. 활성산소 역시 원래는 세균이나 바이러스를 물리치고 암 세포를 공격하는 역할을 해야 한다. 하지만 환경오염, 직·간접 흡연, 스트레스나 심한 운동, 자외선, 방사선, 전자파, 음식 속 발암물질(햄 등 가공식품, 튀김, 탄 음식), 야채나 과일의 잔류농약 등 현대인의 생활 속에는 활성산소를 만드는 요인이 너무 많아져 가벼운 주름에서부터 심각한 암까지 다양한 문제를 일으키는 것이다.

넘치는 활성산소를 우리 몸이 감당하지 못할 때 구원투수로 등장하는 것이 바로 항산화물질이다.

 활성산소의 폐혜가 큰 만큼 우리 몸이 갖고 있는 항산화물질만으로는 부족해 추가로 섭취해야 한다. 대부분의 항산화물질은 우리가 흔히 먹는 식품 속에 들어 있다. 특히 야채나 과일은 스스로 새 등 포식자나 햇빛, 바람으로부터 자신을 보호하기 위해 만들어내는 독특한 색과 향인 식물성 화학물질(카로티노이드, 비타민 C 등)은 아주 효과적인 항산화물질이다.

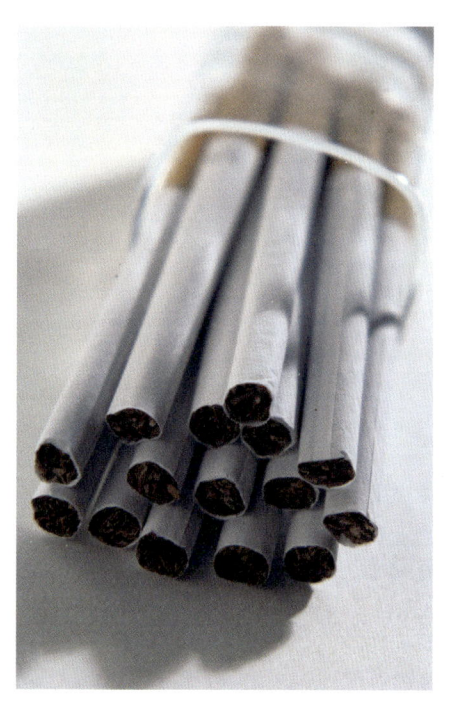

 대표적인 항산화물질로는 카로티노이드(프로비타민 A)와 비타민 C, 비타민 E 등 다양한 종류가 있는데, 지금은 밝혀지지 않은 성분도 많은데다 효능에 대한 의견이 다양하다. 가장 대표적이면서도 널리 알려진 물질들을 살펴보자.

노화를 방지하는 카로티노이드

'21세기 노화방지 성분의 총아'로 불리는 카로티노이드는 노란색, 붉은색, 초록색, 오렌지색을 띤 지용성 색소. 주로 녹황색 채소에 풍부하다. 몸속에서 비타민 A로 변화해 필요한 만큼만 비타민 A로 흡수되는 프로비타민 A와 변화하지 않는 카로티노이드로 나뉜다. 카로티노이드는 열에 강하고 물에 녹지 않으므로 익혀도 영양소가 파괴되지 않는다. 오히려 지방에 녹는 지용성이므로 날로 먹는 것보다는 익혀 먹는 것이, 삶거나 찌는 것보다는 기름으로 조리하는 것이 흡수에 도움이 된다.

베타카로틴

베타카로틴은 알파카로틴과 함께 몸속에서 필요한 양만큼 비타민 A로 바뀌는 프로비타민 A인데, 비타민 A로 변하지 않는 나머지가 강력한 항산화제로 주목받고 있다.

암 발생과 성장을 대폭 줄이며 특히 피부, 폐, 자궁, 위장관 등 상피조직을 보호하는 데 강력한 효과가 있다.

비타민 E처럼 혈액 중 나쁜 콜레스테롤(LDL)을 줄여 심혈관질환 예방에 효과적이며 심혈관 감소 효과는 아스피린보다 우수하다. 단, 합성 베타카로틴은 천연 베타카로틴과는 달리 항산화 효과가 거의 없고 오히려 천연 베타카로틴 흡수를 방해할 수 있다. 합성 베타카로틴을 복용할 때는 비타민 E 등의 다른 항산화제와 함께 복용해야 안전하다.

한편 간염, 간경화 환자나 당뇨 환자, 갑상선기능 상실증 환자는 알파카로틴과 베타카로틴을 비타민 A로 잘 전환하지 못하므로 이들 성분이 들어있는 영양제는 피해야 한다.

익힌 당근과 호박, 브로콜리, 시금치, 살구, 고구마, 멜론, 복숭아, 시금치 등 밝은 주황색 과일과 채소에 풍부하다.

리코펜

프로비타민 A 활성이 전혀 없는 카로티노이드로 베타카로틴보다 노화방지와 항암 능력이 뛰어나다. 특히 남성의 전립선암 예방에 효과적이고, 흡연자의 폐암 예방에도 탁월한 효능을 자랑한다. 나이 들수록 리코펜의 혈중 농도가 줄어들므로 충분히 섭취하는 것이 중요하다.

토마토, 수박, 레드 자몽 등의 붉은색 과일과 채소에 풍부하다. 특히 토마토는 익혀 먹을 때와 생으로 먹을 때 리코펜 흡수량이 달라지므로 가능하면 익혀 먹는 것이 좋다.

루테인

리코펜과 마찬가지로 프로비타민 A로 바뀌지 않는 카로티노이드로, 다양한 항산화 활동을 한다. 특히 눈을 보호하고 자외선으로 인한 손상을 보호하는 데 탁월하다. 대부분의 영양 성분은 혈관을 타고 우리 몸 곳곳의 세포로 전달되지만 눈의 신경세포는 특유의 관문이 있어서 이를 통과할 수 있는 영양소는 드문데, 루테인은 아래 설명할 아스타크산틴과 함께 망막 관문을 통과하는 유일한 성분이다. 덕분에 65세 이상 노인의 가장 흔한 실명 원인인 황반변성 예방에 효과적이다.

시금치, 양배추, 브로콜리 등 녹색 채소에 풍부하며 기름으로 조리해야 흡수율을 높일 수 있다. 반면 키토산처럼 지방의 흡수를 방해하는 성분과 함께 먹으면 제대로 효과를 내지 못할 수도 있다.

아스타크산틴

산란을 위해 태어난 강으로 되돌아가기까지 연어는 거센 물살을 거스르고 강한 자외선도 이겨내야 한다. 흐르는 강물을 거꾸로 거슬러 오르는 연어의 힘의 원천이 바로 아스타크산틴이다.

미세 조류에 들어있던 아스타크산틴이 '미세 조류→플랑크톤→갑각류(새우, 게) 유충→연어'로 이어지는 먹이사슬을 통해 연어의 붉은색 살에 축적되는 것이다. 아스타크산틴의 항산화력은 뛰어난 항산화제로 알려진 비타민 E의 100배에 달해 가히 자연계 최고로 손꼽힌다.

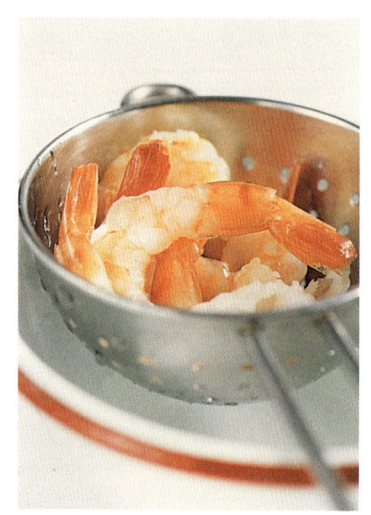

또한 루테인과 함께 눈의 망막 관문을 통과해 자외선에 의해 수정체가 혼탁해지는 것을 개선하므로 백내장 예방에 효과적이다. 망막 관문뿐 아니라 뇌 관문도 통과해 온몸 전체에 아스타크산틴의 항산화력이 미치지 않는 곳이 드물다.

아스타크산틴은 연어뿐 아니라 도미, 볼락, 금눈돔 등 생선은 물론 새우나 게 등 익히면 껍질이 붉은색으로 변하는 갑각류에 풍부하다. 갑각류는 껍질째 먹는 것이 중요하다.

천연 에스트로겐, 이소플라본

'중년 여성은 여성호르몬인 에스트로겐 수치가 줄어들면서 안면홍조나 열감, 우울증 같은 폐경기 증상이나 골다공증, 비만, 심장질환이 생길 가능성이 높아진다. 호르몬 대체요법으로 에스트로겐을 보충하면 이런 증상을 막을 수 있지만 합성 에스트로겐은 유방암이나 자궁내막암, 불안증 등 부작용이 만만치 않다.

갱년기증후군과 부작용까지 한 번에 해결할 수 있는 것이 바로 천연 에스트로겐으로 불리는 이소플라본이다. 또한 대장암 발생률을 낮추고 암이 자라는 것을 억제해 간암, 폐암, 식도암 등 여러 가지 암을 억제하는 데도 탁월한 것으로 알려지고 있다. 콜레스테롤과 중성지방 수치를 낮춰 심장병 예방에도 효과적이다.

식물성 화학물질의 일종인 이소플라본에는 제니스테인과 다이드제인이 있는데 제니스테인은 오로지 콩류와 두부, 된장 등 콩 가공식품에만 들어 있고 다이드제인은 칡에 풍부하다. 덕분에 다이드제인은 에스트로겐 역할 뿐 아니라 숙취 해소와 숙취로 인한 갈증에도 효과적이다.

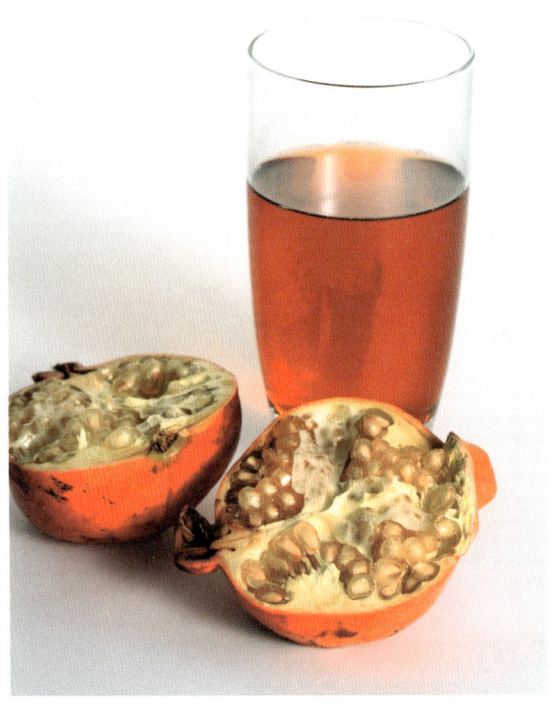

세포 산화를 막는 코큐텐
코엔자임 Q10

'코엔자임 Q10, Q10 조효소로 불리는 코큐텐은 모든 살아있는 세포에서 발견되는 산화 방지 성분이다. 세포의 발전소인 미토콘드리아에서 에너지를 합성하는 데 기여하고, 미토콘드리아 막이 산화되는 것을 막는다. 코큐텐이 충분하면 산소가 부족하더라도 세포 활동에 지장이 없지만 코큐텐이 없으면 세포들은 속수무책으로 멈춰 버린다.

코큐텐은 비타민 E·K와 화학적 구조가 비슷해 비타민의 일종으로 간주하기도 하는데 비타민과는 달리 필요한 만큼 우리 몸에서 생산되는 성분이다. 게다가 거의 모든 식품에 들어 있어 결핍될 일도 거의 없지만, 나이 들수록 수치가 내려가고 부적절한 식습관, 스트레스, 세균 감염 등으로 세포에 적절하게 공급되지 않는 것이 문제다.

노화가 원인인 수많은 질병이 코큐텐 감소와 관련이 있는 것으로 본다. 특히 퇴행성 질환인 파킨슨병은 코큐텐과 직접적인 관련이 있다. 파킨슨병 환자는 미토콘드리아 속 코큐텐 수치가 상당히 낮은데다, 파킨슨병 환자가 코큐텐을 복용하면 병의 진행 속도를 늦추기 때문이다. 또한 고혈압 때문에 콜레스테롤 수치를 낮추기 위해 스타틴 계열의 약을 복용하는 경우 스타틴이 몸에 저장된 코큐텐을 파괴하므로 코큐텐 보충제를 따로 복용할 필요가 있다.

대부분의 식품에 들어 있지만 특히 고등어, 연어, 참치, 정어리 등 등 푸른 생선에 가장 풍부하며, 땅콩, 시금치 등에도 많이 들어 있다. 코큐텐은 지용성이므로 볶거나 튀기는 등 기름과 함께 섭취하는 것이 더 흡수가 잘 된다.

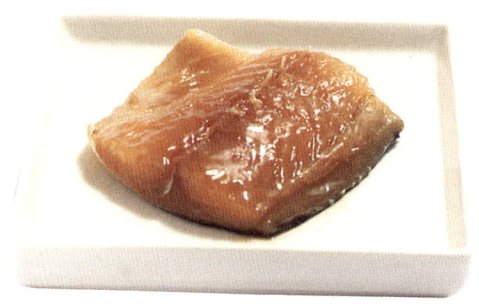

항암효과 뛰어난 알리신

마늘의 항암효과는 곧 마늘의 매운맛 성분인 알리신 덕분이라고 해도 과언이 아니다. 세포가 발암물질을 버리도록 작용해 강력한 항암작용을 하는 것은 물론 콜레스테롤 수치와 혈압을 낮추고 혈액이 뭉쳐 혈전이 생기는 것을 막아준다. 때문에 혈액순환이 개선돼 동맥경화와 심장발작, 뇌졸중을 예방한다. 또한 손발과 아랫배가 찬 사람이 알리신을 섭취하면 혈액순환에 효과적이다.

특히 마늘의 알리신과 셀레늄, 비타민 E를 함께 복용하면 모세혈관이 젊어져서 생식기에 피가 잘 돌게 되므로 불임증에도 효과가 있다는 연구 보고가 있을 정도다.

알리신은 또한 간의 해독작용을 도우며 알레르기와 천식을 예방해주는 효과도 있다. 위액 분비를 촉진하고 위 속의 세균을 막아 위염 예방에도 효과적인데, 특히 위암의 원인인 헬리코박터 파일로리균 예방에도 도움이 된다. 단, 날것으로 너무 많이 먹으면 오히려 위벽을 자극할 수 있으므로 가능한 한 익히거나 조리해 먹는 것이 좋다. 알리신은 익히거나 조리해도 파괴되지 않는다.

알리신은 마늘, 파, 양파, 부추 등에 풍부한데 마늘을 비롯한 알리신이 풍부한 식품은 피로회복제와 정력증강제로도 유명하다. 특히 예부터 중국에서는 부추를 많이 먹으면 일할 생각은 않고 여인을 탐할 궁리만 한다고 해서 '양기초' 또는 '게으름뱅이풀'이라 부르기도 했다.

알리신이 곡류의 비타민 B_1(티아민)과 결합하면 흡수율이 높은 알리티아민으로 변한다. 알리티아민은 보통 비타민 B_1과는 달리 쉽게 배출되지 않고 몸 안에 머물기 때문에 피로 회복과 정력 증진에 특히 효과적이다. 소위 '마늘주사'라고 불리는 것이 바로 비타민 B_1인데, 마늘만 꾸준히 먹어도 충분히 보충된다.

알리신이 풍부한 채소에는 강력한 항암작용을 하는 플라보노이드, 비타민 C, 셀레늄, 황화합물 등도 풍부해 항암효과를 배가시킨다.

4장 미네랄로 중금속 배출하기

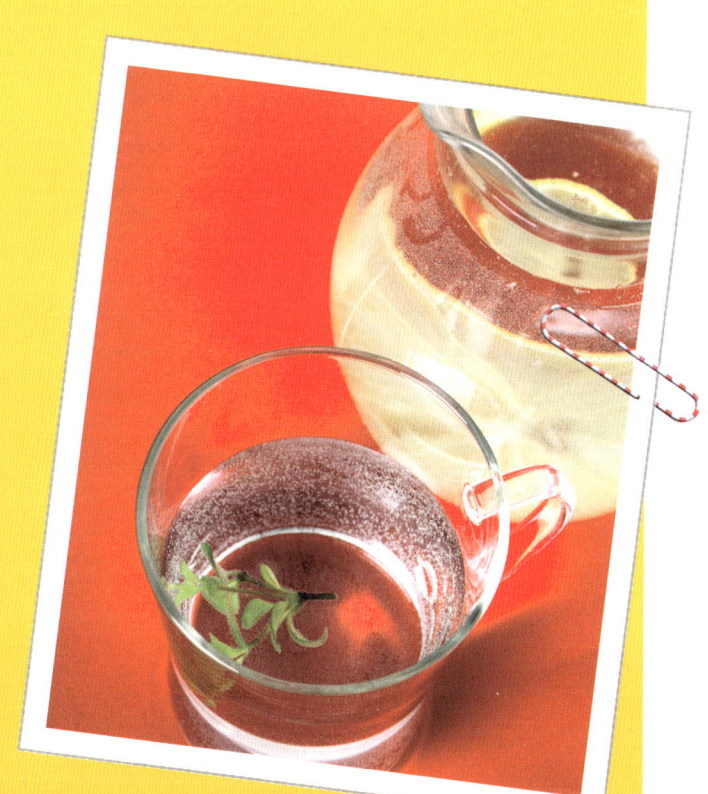

중금속이 위험하다는 것은 이제 상식이 되었다. 환경오염이든 음식이든 중금속이 포함됐다고 여겨지면 당연히 피할 것이다. 하지만 멀리 피하려 한다고 해서 쉽게 멀어질 수 있는 중금속이 아니다.

생활 속에서 중금속에 노출될 가능성은 우리가 알고 있는 것보다 훨씬 크다. 황사, 약수, 곡류, 과일, 채소, 한약, 배기가스, 흡연, 가공식품이나 대형 어류 등 생활 속 곳곳에 미량의 중금속이 숨어 있다. 더 큰 문제는 복합오염이다.

사고 수준으로 환경이 심하게 오염되거나 오로지 가공식품만을 몇 년째 먹지 않는 한 치명적일 정도로 중금속이 쌓이지는 않는다. 하지만 작은 여러 가지 요소가 더해지면 문제는 달라진다. 예를 들어 서너 개의 충치를 아말감으로 치료했고, 연어나 참치회를 유독 좋아하며, 담배 없이는 못 사

중금속 오염 마을 9년간 22명 암 사망

김포시, 토양 역학조사
주물공장 13곳 위치해
구리·비소 등 중금속 검출

중금속 중독의 위험성을 다룬 2014년 4월 8일자 파이낸셜뉴스 기사

는 애연가가 서울에 살고 있다고 가정해 보자. 이 사람은 생선이나 아말감 때문에 수은이 미량 몸에 쌓여 있는 상태에서 대기오염(배기가스), 흡연으로 납도 좀 쌓인 상태일 가능성이 크다. 수은과 납은 각각 신경 장애를 일으키므로 이들이 복합적으로 축적되면 더 큰 위험이 된다. 비타민이나 미네랄이 뭉쳐야 제 능력을 발휘하는 것처럼 중금속도 하나만 단독으로 놓고 생각해서는 안 된다.

현대인의 삶의 특성상 중금속을 완전히 피하기는 어렵다. 그렇다고 중금속이 몸에 쌓이도록 방치해서도 안 될 일이다. 가장 확실한 방법은 비타민과 미네랄을 충분히 섭취하여 중금속을 몸 밖으로 배출해내는 것이다.

아토피성 피부염을 부르는 수은

미나마타병으로 잘 알려진 수은 중독은 한때 우리나라에서도 광산이나 형광등, 체온계 공장 등에서 중독자가 생기며 문제가 되기도 했다. 지금은 그렇게 심각한 수준의 중독자는 없지만 요즘 아이들에게 흔한 아토피성 피부염의 원인 중 하나로 지목되고 있다.

수은이 위험한 것은 중추신경계를 침범하기 때문이다. 수은은 지용성이라서 세포막을 통과하기도 쉽고 장에서 흡수율도 높다. 특히 임신부가 수은을 들이마시면 태반을 통해 태아에게 쉽게 전달된다. 곧 태아의 뇌에 독성이 전해져 중추신경계가 제대로 발달되지 못할 수 있다.

어린이나 성인의 경우도 지속적으로 쌓이면 시청감각과 기억, 언어에 장애가 생기며 운동 실조, 정서불안, 신장·간 이상이 생긴다. 또한 어린이의 자폐증과 난청, 권태감을 부를 수도 있다. 초기에는 만성피로, 어지럼증, 우울증, 불안, 초조, 불면증, 식욕 부진, 잇몸 염증, 극심한 감정변화 등 비교적 가벼운 증상을 보이지만 중독이 심해지면서 알레르기 천식, 고혈압, 협심증, 흉통, 심계항진, 관절염, 환상, 악몽, 피부 각화 등 난치성 질환으로 넘어간다. 그러다 중독 말기에 이르면 간질과 다발성 경화증을 부르기도 한다.

생활 속에서 얼마나 수은에 노출이 될까 싶지만 수은은 대기 중에도 존재한다. 대기 중에 증기 형태로 존재하던 수은은 빗물에 섞여 땅과 바다를 적신다. 한편 공장폐수로 다량 유입된 수은은 바다로 흘러 들어가 바다 생태계를 오염시킨다. 모든 중금속은 먹이사슬이 높아질수록 축적량이 높아지는데, 사람은 오염된 참치나 연어 같은 대형 어류를 먹음으로써 자신도 모르게 수은을 섭취하곤 한다. 그래서 미국에서는 임신부에게 황새치, 삼치, 옥돔, 상어를 먹지 못하게 경고하고 있다.

대형 어류뿐만이 아니다. 치과에서 충치 치료에 사용하는 보충제인 아말감에도 수은이 들어 있고, 가까이서 늘 접하는 형광등에도 수은이 사용된다. 특히 형광등 1개가 깨지면 25~30mg의 수은이 유출되는데, 이는 수은중독에 해당되는 양이다. 수은은 소아용 백신 방부제 같은 몇 가지 의약품에도 사용된다.

다행인 것은 셀레늄이 충분하면 수은이 몸에 쌓여도 독성이 나타나지 않는다는 점이다. 수은이 많이 쌓인 참치가 죽지 않는 비결이 바로 셀레늄인데, 셀레늄이 수은의 독성을 없애기 때문이다.

오염원 | 어패류(특히 대형 어류), 곡류, 공장 폐수, 오염된 하천, 하수, 치과용 아말감, 형광등, 체온계, 소아용 백신 등

배설 촉진 성분 | 칼슘, 마그네슘, 철, 아연, 셀레늄, 비타민 A, C, E, 펙틴, 황 함유 아미노산, 마늘, 양파, 미역, 파래 등

사례

수은 중독 _ 41세 · 남성

3차 병원에서 암 치료를 받는 도중 면역력을 증가시키는 미슬토 주사 치료를 위해 필자를 찾은 이 환자는 활성산소 수치가 아주 높았고 수은에도 중독돼 있었다. 암의 주요 원인으로 유전자 돌연변이, 활성산소 과다, 중금속 중독 등을 꼽는데 이 환자 역시 예외는 아니었던 것이다. 활성산소를 낮추고 면역력을 높이도록 항산화제와 미슬토 주사요법을 시행하면서 수은을 제거하기 위해 미역, 다시마, 마늘, 양파, 굴, 전복 등을 충분히 섭취하도록 식단을 바꾸고 아연과 비타민 B_6를 투여했다.

사례

수은 중독 _ 48세 · 여성

오랫동안 우울증과 불면증, 만성피로와 피부염으로 힘들어하던 환자였다. 신경정신과 치료까지 받았음에도 불구하고 증상이 개선되지 않아 많이 지친 상태였다. 종양표지자 검사와 알레르기 검사에서는 정상으로 나왔지만 모발검사에서 수은 중독으로 나타났다. 위의 남성 환자와 마찬가지로 굴, 전복, 미역, 파래 등

해조류와 마늘과 양파를 충분히 섭취하도록 식이요법을 시행하면서 비타민 B_6를 처방해 비타민 해독요법을 시행한 결과 조금씩 완화되어 현재는 신경정신과 약도 많이 줄이고 즐거운 생활을 하고 있다.

TEI 모발 검사 : 수은 중독

비행청소년을
만드는 납

납은 흙과 도시의 지표면에 많이 존재하는데 대기 중 납 농도가 나날이 높아지고 있다는 것이 가장 큰 문제다. 납은 호흡기와 소화기를 통해 흡수돼 혈액을 타고 흐르며 각 장기를 거쳐 마지막에는 뼈에 축적된다. 뼈에 도달한 납은 칼슘의 작용을 떨어뜨리며, 고농도로 쌓이면 근육을 마비시키고 신경 과민이나 정서 불안, 정신 이상 같은 중추신경 장애를 초래한다.

뿐만 아니라 운동 실조, 불면, 빈혈, 동맥경화, 피로, 권태는 물론 암이 발생할 가능성도 높인다. 가장 무서운 것은 자라나는 어린이나 청소년들에게 납이 축적되면 지능 저하, 정서 불안, 폭력적인 행동의 원인이 될 수 있다는 것이다. 미국에서 연구한 결과 범죄자의 몸 또는 출신 지역의 환경은 납 함유량이 높았고, 비행청소년 190명의 뼈 속 납 평균치가 건전한 청소년들의 평균치보다 훨씬 높았다고 한다. 성장 중 납이 뇌에 들어가면 충동을 제어하는 신경기전을 교란시키는데, 이것이 반사회적 행동이나 범죄를 일으키게 만들 수도 있는 것이다. 또한 집중력이 떨어지는 어린이들도 체내에 납이 축적된 결과일 가능성이 높다.

오염원 | 대기오염, 흡연, 통조림 캔, 염색, 인쇄, 연필 도료, 살충제, 건전지, 곡물, 어패류 등

배설 촉진 성분 | 칼슘, 철, 셀레늄, 아연, 비타민 C · E 등

사례

납 중독 _ 31세 · 남성

이 환자는 만성적인 관절통과 정서 불안, 빈혈, 손발 떨림과 근육통을 호소하며 스스로 중금속 중독을 의심했다. 몸으로 느끼는 증세는 심각한데도 이런저런 검사를 해도 정상으로 나오는 것이 답답하기도 하고, 폐타이어를 재활용해 시멘트를 만드는 공장에서 일하기 때문에 작업환경에서 중금속에 노출된 것이 아닐까 걱정

이 컸다.

모발검사 결과 역시 납 중독이었다. 납 중독을 개선하는 데는 수은 중독처럼 해조류 식이요법과 함께 일본 식약청에서 효능을 인정한 클로렐라를 먹는 것이 가장 효과적이다.

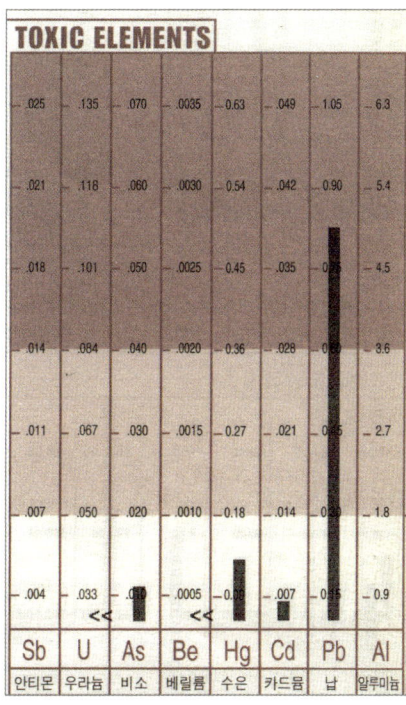

TEI 모발 검사 : 납중독

치매를 부르는 알루미늄

알루미늄은 가볍고 튼튼해서 비행기와 자동차, 전자제품은 물론 주방에서 쓰는 알루미늄 호일 등 일상생활에서도 폭넓게 쓰이는 금속이다. 바로 이 점 때문에 산성비 속에, 산성비를 맞은 흙 속에 알루미늄 양이 증가하고 이는 다시 우리 몸을 공격하고 있다. 알루미늄이 많은 땅에서 자란 식품에 알루미늄이 쌓이는 것은 당연하고, 게다가 식품첨가물과 조리기구, 음식물 포장에 흔히 쓰이는 호일과 제산제 성분의 위장약 등 알루미늄이 흡수될 계기는 너무나 많기 때문이다.

알루미늄은 중금속치고는 빨리 배설되는 편이다. 혈액과 간으로 들어간 알루미늄은 아주 빠르게 배설되지만, 쌓이면 뼈에서 칼슘이 빠져나가면서 뼈가 약해지는 골연화증과 골다공증, 빈혈을 일으킨다. 무엇보다 큰 문제는 뇌에 침입한 알루미늄이다. 좀처럼 배설되지도 않는데다 뇌신경세포에

> **헤럴드경제** 알츠하이머 초래·조기 사망까지…공공의 적 알루미늄?
>
> 기사입력 2014-12-17 10:23 최종수정 2014-12-17 10:36 기사원문 0
>
> [헤럴드경제=한석희 기자]지구상에서 가장 풍부한 금속이면서 현대사회 도처에 널려 있는 알루미늄이 치매 및 알츠하이머병 등 뇌 질환은 물론 급기야 조기사망까지 일으킬 수 있다는 충격적인 주장이 나왔다. 지난 5년간 국내에서만 알츠하이머병 환자가 1만명이 늘어나는 등 사회적으로 큰 골칫거리가 되고 있는 뇌 질환과 알루미늄 남용이 무관치 않다는 얘기다.

알루미늄 중독이 뇌 질환에 미치는 영향을 소개한 2014년 12월 17일자 헤럴드경제 기사

중요한 작용을 하는 기능성 단백질과 효소의 활동을 막는다. 알루미늄이 알츠하이머 치매의 원인으로 지목받는 것도 바로 이 때문이다.

 이외에도 파킨슨병, 위장 장애, 신장 장애, 구루병, 수족 마비, 기억력 저하, 언어 장애, 구내염, 관절염, 정서 불안 등 다양한 질병을 부른다. 특히 신장이 약해 배설기능이 떨어지는 환자나 어린이, 고령자는 적은 양의 알루미늄이라도 몸에 쌓일 수 있으므로 가급적 피하는 것이 상책이다. 또한 청량음료의 캔도 대부분 알루미늄이고 패스트푸드에 사용되는 식용색소 또한 알루미늄을 기본 성분으로 하고 있으므로 패스트푸드점을 즐겨 찾는 청소년도 주의할 필요가 있다.

 알루미늄 캔에 들어 있는 청량음료나 맥주를 많이 마시면 하루에 수 mg 가량의 알루미늄을 섭취한다는 보고도 있으므로 캔 음료를 만만히 보아서는 안 된다. 특히 알루미늄이 들어 있는 제산제를 복용한 후에 오렌지주스

를 마시면 몸속에 더 잘 쌓이게 된다.

오염원 | 조리기구, 알루미늄 캔, 살충제, 담배 연기, 대기오염, 산성화된 토양, 식품첨가물, 위장약, 진통제 등
배설 촉진 성분 | 마그네슘, 칼슘, 비타민 B_6 · C · E

사례

알루미늄 중독 _ 75세 · 여성

중년을 거쳐 노년층에 들어서면 가장 걱정하고 두려워하는 것은 암도 아니고 성인병도 아니다. 옛 어른들이 '망령 난다'고 말했던 치매와 건망증을 가장 두려워한다. 치매의 원인은 아직 확실하게 밝혀지지는 않았는데, 알루미늄이 뇌에 축적되는 것이 치매와 관계 깊은 것으로 추정되고 있다. 왜냐하면 치매의 일종인 알츠하이머 환자를 사후에 부검해 보면 50% 정도에서 알루미늄이 두뇌에 축적된 것으로 나타나기 때문이다.

이 환자도 날이 갈수록 건망증이 심해져서 혹시 치매일까 싶어 걱정돼 찾아온 경우였다. 검사 결과 알루미늄을 비롯한 몇몇 중금속의 수치가 높았고, 나이가 나이인 만큼 활성산소 과다와 혈액순환 장애, 성장호르몬 부족 등 여러 가지가 불균형이었다. 식습관과 생활습관까지 차근차근 개선한 결과 지금은 건망증도 조금씩 호전되고 다른 증상도 더는 진전되지 않고 있다. 알루미늄을 배출하는 데 가장 좋은 것은 비타민 C가 풍부한 귤, 키위 등과 비타민 E가 풍부한 잣, 호두 등 견과류다. 나이 들수록 간식으로 이런 식품을 충분히 먹으면 건망증과 치매 예방, 건강관리에 상당한 도움이 된다.

칼슘 흡수를
막는 카드뮴

미나마타병과 함께 대표적인 중금속 중독으로 알려진 이타이이타이(아프다아프다)병의 원인이 바로 카드뮴이다. 카드뮴은 주로 석유와 석탄 연료에 의해 생기는데, 화석 연료를 거의 쓰지 않는 요즘은 다이옥신처럼 석유를 재료로 만든 고무나 플라스틱을 태울 때나 폐타이어로 시멘트를 만들 때 많이 발생한다. 또한 담배가 탈 때 나오는 발암물질 중 하나이며, 건전지에도 사용된다. 카드뮴을 사용한 비료를 뿌린 작물에도 카드뮴 농도가 높게 나온다.

카드뮴은 주로 폐와 소화기에서 흡수되는데 혈액을 타고 간과 신장을 거쳐 신장의 가장 바깥쪽인 신피질에 주로 쌓인다. 그래서 카드뮴이 계속 쌓이면 신장장애와 폐기종을 부른다. 카드뮴은 수많은 효소와 영양소의 작용을 방해하는데, 특히 칼슘 흡수를 방해한다. 장에서 칼슘이 흡수되는

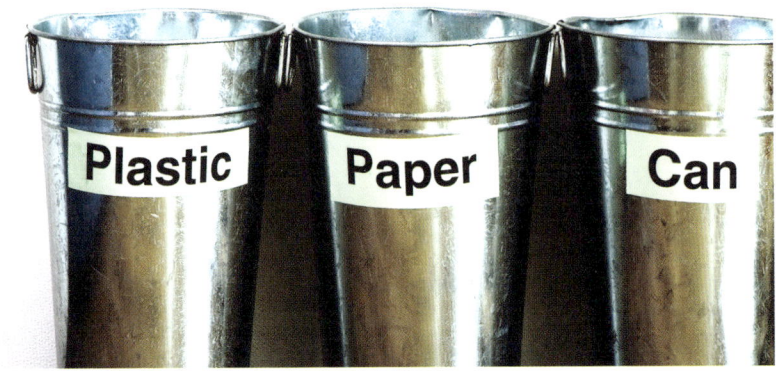

것을 막고 뼈에서는 칼슘이 저장되는 것을 막아 결국 골연화증을 부른다. 그밖에도 피부염, 건성 피부, 후각 상실, 고혈압, 고콜레스테롤, 두통과 불임의 원인이 되기도 한다.

오염원 | 담배, 음료수, 생활쓰레기 소각 연기(고무, 플라스틱 등), 건전지, 화약약품, 도금 제품, 오염된 어패류 등
배설 촉진 성분 | 철, 아연, 칼슘, 셀레늄, 비타민 $B_1 \cdot C \cdot E$, 황 함유 아미노산

사례

카드뮴 중독 _ 8세 · 남성

멀리 강원도에서 찾아와 특히 기억에 남는 어린아이다. 이유 없이 몸이 자주 아프고 탈이 난다며 부모의 걱정이 이만저만이 아니었다. 초등학생임에도 불구하고 근육통, 만성피로, 두통까지 호소했고 덕분에 성장도 잘 안 되고 있어 첫

만남부터 안타까움을 자아냈다. 이미 여러 가지 검사를 해봤지만 별다른 이상은 발견되지 않고 아이는 계속 통증을 호소하는 상태였다. 알고 보니 광산이 많은 동네에 살고 있었고, 근처에는 시멘트 공장도 있다고 했다. 모발검사 결과 예상대로 중금속, 특히 카드뮴이 상당히 높은 것으로 나타났다. 카드뮴 중독 역시 식이요법이 가장 효과적인데 해조류와 클로렐라가 큰 도움이 된다.

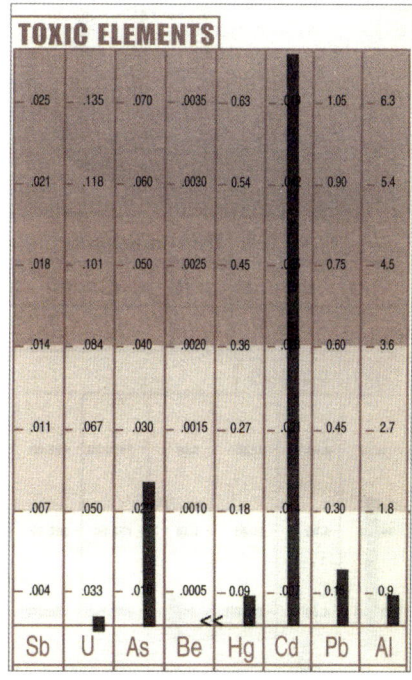

TEI 모발검사 : 카드뮴 중독

사약 원료였던 비소

비소는 옛날부터 사약에 사용했을 정도로 독약으로 유명하다. 나폴레옹이 비소 중독으로 죽었다는 것도 비소의 독한 명성을 높이는 데 한 몫을 했다. 언젠가 일본에서는 비소가 든 우유 때문에 나라가 발칵 뒤집어진 적도 있었다.

사실 비소도 몸에 꼭 필요한 미네랄로, 매독치료제 같은 의약품에 이용되기도 한다. 하지만 몸에 필요한 양은 극히 소량으로 조금만 양이 많아져도 독으로 작용한다. 원래는 비소가 들어 있는 광석을 원료로 하는 광산이나 제련공장, 농약 때문에 비소에 노출되는 경우가 많다. 광산 지하수는 토양과 지하수 오염으로, 농약은 과일과 야채를 통해 퍼지기 때문에 모르는 사이에 흡수하기 쉽다. 얼마 전 떠들썩했던 '석면 탈크 약'에도 비소가 포함돼 있다.

비소에 중독되면 힘이 빠지고, 식욕도 떨어지며, 이유 없이 살이 빠진다. 비소를 주로 사용하는 광산이나 공장에서 일하는 노동자, 농부에게서 폐암, 피부암, 간장암, 간혈관 육종, 백혈병이 다발했다는 보고가 있다. 아편 중독자의 머리카락에도 비소가 많다.

급성 중독인 경우 오심, 구토, 설사, 복통, 입과 목이 타는 증상을 호소하는 데 그치지만 만성 중독이 되면 빈혈, 거친 피부나 피부의 얼룩, 체모 소실, 다발성 신경염, 시신경염, 무감각증, 심장기능 장애, 고혈압 등을 유발할 수 있다.

오염원 | 야채, 과일, 와인 등의 잔류 농약, 제초제, 지하수, 산업폐기물, 살충제, 페인트, 도료, 화장품, 쥐약, 방부제, 오염된 어패류(새우, 굴, 홍합) 등
배설 촉진 성분 | 셀레늄, 철, 아연, 칼슘, 마그네슘, 비타민 C, 요오드, 황 함유 아미노산, 마늘, 달걀, 콩류, 육류

사례

비소 중독 _ 60세 · 여성

이 환자는 술이나 담배도 하지 않는 독실한 기독교 신자로 뜻밖에 폐암이 발생해 수술과 암 치료를 받으면서 미슬토 면역주사를 맞기 위해 필자를 찾아왔다. 모발검사 결과 비소가 아주 높았는데, 담배는 피우지 않지만 광산 근처 마을에 산지가 20년이 넘었다고 했다.

광부나 광산 근처에 사는 이들 중에는 규폐증으로 고생하는 경우가 많다. 규폐증의 원인이 바로 석면 속에 들어 있는 비소이다. 비소에 중독되면 모든 암이

잘 생길 수 있는데 특히 폐암이 잘 생긴다. 다른 중금속은 저마다 해독 방법이 있지만 비소는 안타깝게도 배설을 촉진할 수는 있어도 완전히 중화시킬 방법은 없다. 그만큼 무서운 중금속이다. 이 여성처럼 비소에 노출되기 쉬운 환경에서 산다면 폐암 예방에 도움이 되는 리코펜이 풍부한 토마토, 수박, 붉은 자몽 등이 도움이 될 수 있다.

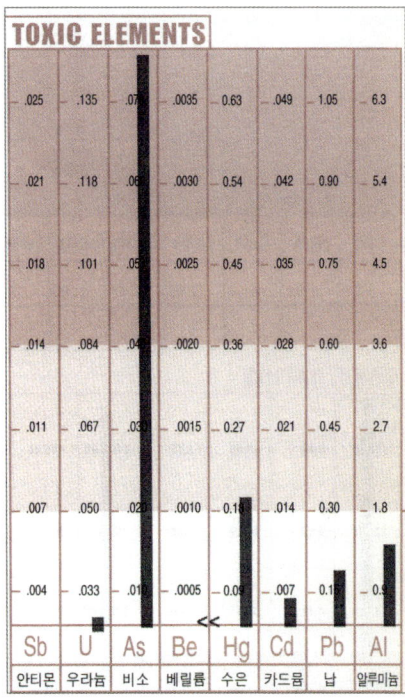

TEI 모발검사 : 비소 중독

석탄에서 나오는 베릴륨

다소 낯선 금속인 베릴륨은 가볍고 단단해 항공기 부품에 주로 사용하며, 내열성이 좋아 원자로에 이용하기도 한다. 현대 사회에서 필수불가결한 금속인 셈이지만, 베릴륨 광산이나 가공하는 공장에서 일하는 이들에게 간혹 육아종 등 건강의 적신호가 발생하기도 한다.

다행인 것은 일상생활에서는 거의 만나기 힘든 금속이라는 점이다. 다만 대기오염을 통해 과잉 노출될 경우 세포 분열과 DNA 합성, 유전자 발현, 효소 활성화를 억제하고 오히려 유전자의 돌연변이를 유발해 각종 암을 일으킬 수 있으므로 주의해야 한다. 또 피부염이나 결막염, 기관지염, 폐기능 장애, 심장병, 구루병, 호흡곤란 등을 유발할 가능성도 있다.

직업적으로 자주 노출되는 경우에는 폐렴과 폐암 빈도가 높아지므로 주의해야 한다. 때문에 베릴륨에 과잉 노출되지 않도록 주의하는 것이 가장 좋은 방법이다.

오염원 | 대기오염, 금속작업, 연료 연소, 동 제조
배설 촉진 성분 | 굴, 조개, 전복

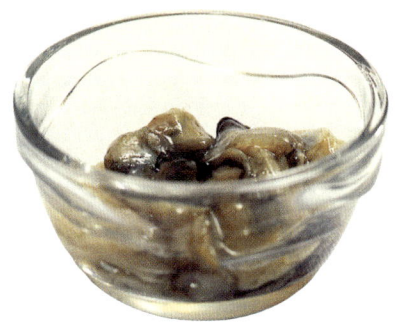

피부염을 일으키는 니켈

니켈은 사실 RNA를 안정시키고, 철분이 잘 흡수되도록 도우며, 여러 가지 효소와 호르몬이 원활하게 작용할 수 있도록 하고, 탄수화물 대사도 돕는 필수 미네랄이다. 주로 콩 제품이나 견과류, 미역에 니켈이 많은데 부족해지면 많은 효소들이 제대로 활동하지 못하고 영양 장애와 성장 장애도 생긴다.

하지만 미국에서는 발암물질로 정의하는 중금속이기도 하다. 니켈이 과다 축적되면 DNA를 손상시켜 암을 유발하고 만성 류머티스 관절염, 급성 간염, 급성 심근경색, 급성 뇌졸중 등을 유발한다.

니켈로 인한 흔한 부작용은 알레르기성 피부염이다. 목걸이나 귀고리, 안경 등 니켈 합금으로 만든 액세서리를 착용하다 피부염을 일으키는 경우가 흔하다. 니켈을 사용하는 금속공예가들 중에는 피부염은 물론 천식이나 폐암을 호소하는 경우도 있다.

오염원 | 치과용 아말감, 담배, 공장 폐수, 광산 폐수, 수도관 부식, 액세서리 등
배설 촉진 성분 | 굴, 조개, 전복, 쇠고기, 닭고기

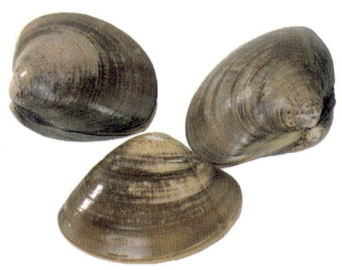

제초제의 주성분 주석

애주가들 중에는 주석 잔을 애용하는 이들도 많다. 보온·보냉 효과가 뛰어나 맥주나 와인의 차가움과 맛을 오래 유지해주기 때문이다. 중국이나 유럽에서는 우물 밑에 주석판을 깔거나 주석 잔 또는 물병으로 휴대함으로써 수질이 나쁜 물을 정화시켰다는 기록도 있다.

하지만 환경 속에서 주석에 노출되면 강한 독성이 나타난다. 주로 사용되는 것이 살충제와 제초제, 목제처리제, 어망이나 배의 부착생물 오염 방지 도료라는 점만 봐도 독성이 얼마나 강한지 알 수 있다. 주석에 중독되면 단백질 합성과 효소의 활성이 저해되어 면역력이 떨어지며 신경전달 장애, 경련, 정자 감소, 대사 장애 등이 생길 수 있다.

실제로 2005년에 울산에서 국내 최초로 유기주석에 중독된 환자가 발생했다. 환자는 폴리염화비닐 안정제 원료를 생산하는 공장에서 주석찌꺼기를 제거하는 작업을 한 뒤 기억상실 및 언어장애 증세를 보였다. 다행히 병원으로 옮겨져 치료를 받았지만 퇴원하고 나서도 평형감각에 문제가 생겨 제대로 걷지 못하는 후유증을 앓게 되었다.

유기주석 화합물은 그 맹독성 때문에 관리대상 물질로 규정되었으며, 극미량으로도 생체의 내분비 계통을 교란하는 환경호르몬 중의 하나다. 선박에 쓰인 유기주석 때문에 어패류 등의 성별이 모두 수컷이 되는 현상이 관찰되었으며, 인체에 과다하게 쌓이면 호흡곤란으로 죽거나 영구적인 신경계 장애를 초래할 수 있다. 아직까지 마땅한 치료제나 해독제가 나오지 않았으므로 유기주석을 다룰 때는 각별히 주의를 기울여야 한다.

오염원 | 어패류, 해조류, 살충제, 제초제, 치과용 아말감 등
배설 촉진 성분 | 가금류, 굴, 육류

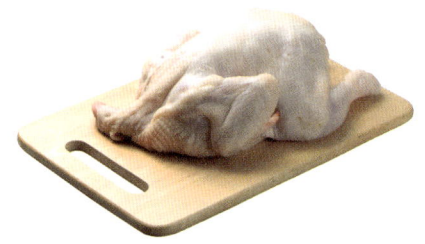

칼슘 흡수를 막는 스트론튬

칼슘과 비슷한 성질을 지닌 스트론튬은 대부분 칼슘과 마찬가지로 뼈와 치아에 오랫동안 저장된다. 하지만 과잉 상태가 지속되면 아이러니하게도 칼슘 흡수와 대사를 방해한다. 중금속치고는 독성이 낮은 편이지만 기미, 피부염, 거친 피부, 발진, 결막염, 탈모, 구토, 부종, 발진, 피로, 권태, 복통, 식욕 부진, 손발 저림 등 칼슘 부족으로 인한 다양한 증상을 일으킨다.

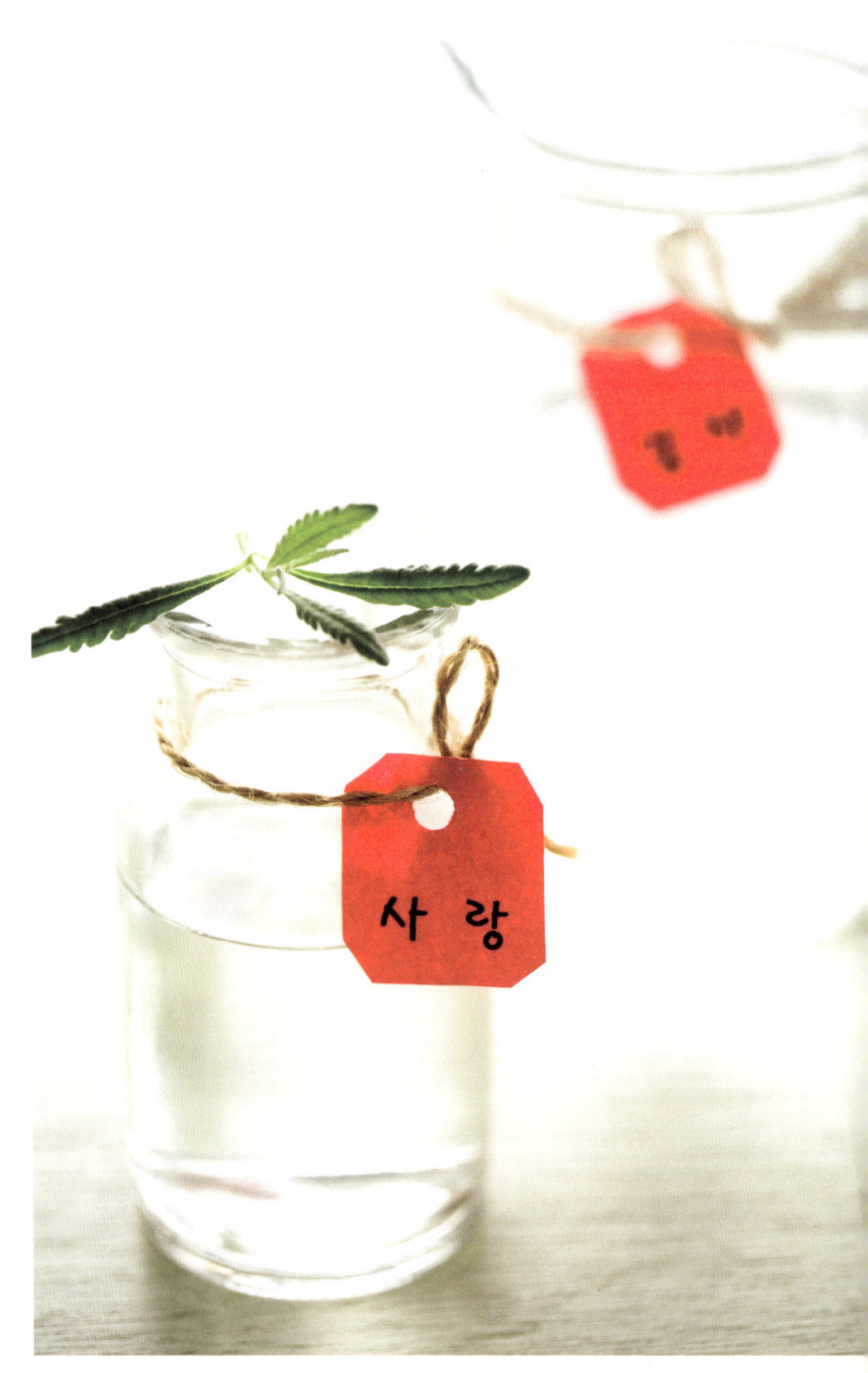

5장

맞춤형 비타민과 미네랄로 처방받기

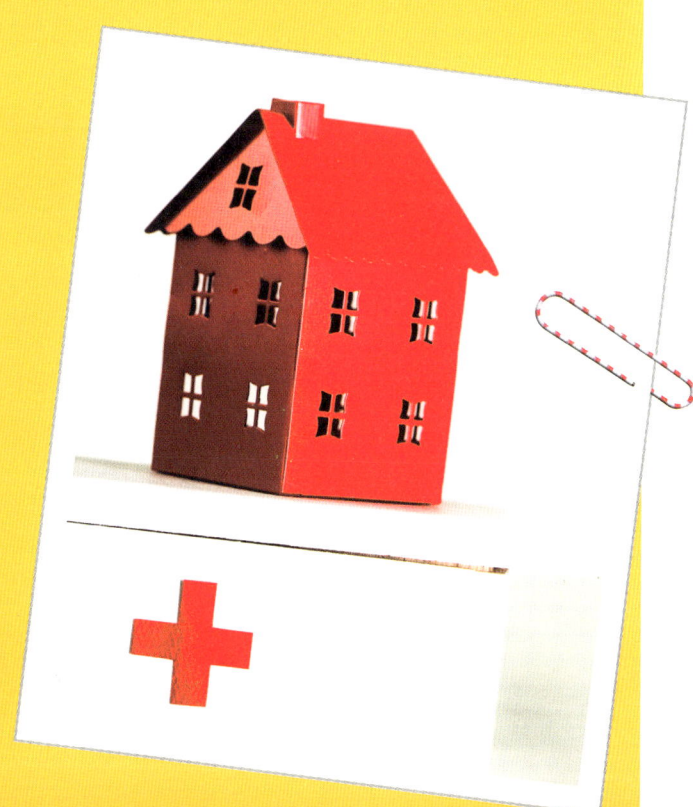

생활 속 맞춤형 비타민·미네랄 처방

여드름

종합비타민과 미네랄을 매일 1알씩 복용하며, 매일 비타민 E 400IU (400IU를 하루 1~2알)와 베타카로틴 1만IU(1만IU를 하루 1~2알, 1주일에 6일), 유기유황 1,000mg, 아연(킬레이트화된 제품) 15~50mg을 복용한다. 아연은 식사와 함께 복용하는 게 좋으며, 고효능 유산균을 하루 3회 1~2큰술씩 먹는 것도 도움이 된다. 단, 여드름 치료제를 복용하고 있다면 의사의 지시가 없는 한 비타민 A를 추가로 먹지 말아야 한다.

무좀

비타민 C나 티트리오일을 환부에 직접 문지르면 곰팡이 감염에 개선 효과가 있다.

탈모

비타민 B군 복합체 50mg과 비타민 C 500mg을 오전과 오후로 나눠 하루 2번 복용한다. 또한 매일 콜린과 이노시톨을 각 1,000mg(염소와 이노시톨을 매일 각 1,000mg), 칼슘 500mg, 마그네슘 250mg, 시스테인 1,000mg을 복용한다.

수족냉증

요오드가 포함된 종합미네랄 영양제와 아르기닌 1,500mg을 하루 2번, 은행잎 추출물 60mg은 하루 1~3번 복용한다. 나이아신과 비타민 E도 혈액순환에 도움이 된다.

변비

식이섬유 2g을 하루 2번, 고효능 유산균을 하루 3번 1큰술씩 섭취한다. 또는 3억 마리 이상의 유산균이 마이크로 캡슐에 담긴 캡슐 요구르트를 마신다. 필요에 따라 소성분의 하제와 무설탕 배변제를 단기간 복용할 수 있다.

건조한 피부

비타민 A·D·E 기름을 직접 바르면 보습효과가 뛰어나다. 매일 비타민 E 200~400IU와 비타민 A 1만IU를 먹는데, 5일간 먹고 이틀을 쉰다. 비타민 B₆ 100mg을 하루 3회, 칼륨 보충제 99mg을 하루 3~6정 복용하며 오메가 3 지방산은 하루 3회 1~3캡슐씩 복용한다.

숙취

알코올은 비타민 B₁을 파괴하므로 비타민 B군 복합체 100mg을 음주 전과 중간, 잠자리에 들기 전에 1알씩 복용한다. 시스테인 500mg을 비타민 C 1,500mg과 함께 먹어도 도움이 된다.

두통

나이아신 100mg을 식사와 함께 하루 3회, 비타민 B군 복합체 100mg을 하루 2회 복용한다. 칼슘과 마그네슘은 2:1의 비율로 먹을 때 효과적이며, 편두통일 때는 이중작용 성요한풀 복합제제를 하루 1~2회 복용하거나 은행잎 추출물 60mg을 오전과 오후에 복용한다.

발기부전

은행잎 추출물 60mg을 하루 3번, 아르기닌 1,500mg을 하루 2번 복용한다. 50세 이상이라면 DHEA 호르몬을 남성은 50mg, 여성은 25mg씩 매일 먹는다. 단, 40세 이하의 사람은 DHEA의 혈중 수치가 낮은 경우를 제외하고는 절대 복용해서는 안 된다.

불면증

킬레이트화된 칼슘 250mg과 마그네슘 125mg을 하루 3번 복용하고 자기 전에 칼슘 750mg과 마그네슘 375mg을 추가로 섭취한다. 비타민 B$_6$ 100mg과 나이아신아미드 100mg은 깊은 잠(REM 수면)에 꼭 필요한 세로토닌을 만들어낸다. 그래도 효과가 없다면 멜라토닌 1mg, 혹은 이중작용성요한풀 복합제제 2알을 잠자기 30분 전에 먹는다.

가려움증

비타민 C 1,000mg과 유기유황 1,000mg을 매일 아침과 저녁에 식사와 함께 먹으면 가려움증을 막는 항히스타민 작용을 한다. 또한 비타민 B5(판토텐산) 1,000mg 정제 1~3알을 매일 먹거나 고밀도 비타민 E 크림(1온스당 2만IU)을 환부에 하루 3회 바른다.

시차 극복

기내에 있을 때부터 비타민 B군 복합체 50mg을 오전과 오후에 복용하고 필요에 따라 멜라토닌 1mg을 먹는다. 피로가 몰려오거나 지치는 느낌이 들면 비타민 C를 추가로 섭취한다. 기내는 기압이 높아 탈수가 빨리 진행되므로 매시간 물을 마시되 알코올은 시차 극복에 특효인 비타민 B복합체를 파괴하므로 물 대신 맥주나 와인을 마시는 것은 경계해야 한다.

근육통

근육통이나 근육경직, 저림증 같은 손발 통증에는 킬레이트화된 칼슘과 마그네슘 정제를 2:1 비율로 아침과 저녁에 식사와 함께 복용한다. 비타민 E 역시 꽤 효과가 있으므로 400~1,000IU를 하루 1~3회 먹는다. 또한 은행잎 추출물 60mg을 매일 1~3회 복용하면 다리의 혈액순환에 좋다.

폐경기 증상

토코페롤이 함유된 비타민 E 200~400IU를 셀레늄과 함께 매일 1~3회 먹으면 열감을 완화할 수 있다. 폐경기가 진행되는 중이라면 비타민 B군 복합체 50mg을 하루 2번 먹으면 많은 도움이 된다.

킬레이트화된 칼슘 250mg과 마그네슘 125mg을 콩 이소플라보노이드 복합제제(다이드제인, 제니스테인, 비타민 D, 붕소 등이 포함된 제품)와 더불어 하루 2번 먹는다. 마음을 안정시키고, 기분을 고양시키며, 긴장된 근육을 풀어주기 위해서는 이중작용 성요한풀 복합제제와 승마 추출물을 하루 1~2회 복용한다.

생리통

종합비타민과 미네랄, 항산화제를 아침 저녁 식사와 함께 1알씩 복용하며, 비타민 B군 복합체 50mg(100mg씩)을 오전과 오후에 복용하거나 달맞이꽃 종자유 500mg을 하루 3회 복용한다. 특히 비타민 B_6 50mg(100mg씩)을 하루 3회 별도로 복용하면 자연적인 이뇨제 역할을 해 변비에 효과적이다. 마그네슘 500mg과 칼슘 250mg도 하루에 1번 복용한다.

월경전 증후군

비타민 B_6을 매일 50~300mg 복용한다. 대부분의 월경전증후군 증상이 마그네슘 결핍이므로 매일 마그네슘을 칼슘의 2배로 섭취한다.

이때 마그네슘 500mg과 칼슘 250mg이 적절하다. 매일 비타민 E(건조형태)를 100~400IU, 판토텐산(비타민 B_5)을 1,000mg, 달맞이꽃 종자유 500mg을 하루 1~3회, 이중작용 성요한풀 복합제제를 하루 1~2회 복용한다.

차가운 음식과 음료는 복부의 혈액순환에 나쁜 영향을 끼치고 경련을 악화시키므로 피한다. 카페인 역시 비타민 B를 고갈시키고 칼륨과 아연을 배출시키며 염산의 분비를 증가시켜 복통과 위장 과민의 원인이 되므로 피한다.

피임약 복용

피임약을 먹으면 혈관 내 혈액 응집, 뇌졸중, 심장 발작 등의 위험이 커진다. 뿐만 아니라 아연, 엽산, 비타민 C, 비타민 B_6, 비타민 B_{12} 결핍이 오기도 쉬운데, 이는 불안증과 우울증의 원인이 된다. 매일 킬레이트화된 아연 15mg, 엽산 800mg, 비타민 B_6 50~100mg을 복용하면 좋다.

멀미

여행을 떠나기 전날 밤과 당일 아침에 비타민 B군 복합체 50mg를 먹는다. 생강 추출물 캡슐을 하루 3회 먹어도 효과가 좋다.

용종

비타민 C 3,000mg을 매일 먹게 했더니 치료에 상당한 진전이 있었다는 사례가 학계에 보고되었다.

수술 후 몸조리

비타민 P(바이오플라보노이드, 헤스페리딘, 루틴) 등이 포함된 비타민 C 복합체 1,000mg을 오전과 오후에 먹는다. 성형수술을 받았다면 아르니카 설하정을 식전의 공복에 4알씩 하루 3~4회 복용하면 좋다. 이것은 멍을 없애는 데 효과적이며, 브로멜라인 500mg을 하루 1~2회 복용하면 부기가 가라앉는다.

다만, 수술 전후 2주 동안은 비타민 E와 아스피린을 복용해서는 안 된다. 비타민 E와 아스피린이 혈액을 묽게 해 지혈작용을 방해하기 때문이다.

금연

금단증상으로 찾아오는 초조함과 불안감을 극복하려면 이중작용 성요한풀 복합제제 1캡슐, 킬레이트화된 칼슘 250mg과 마그네슘 125mg, 비타민 B군 복합체 50mg을 식사와 함께 하루 3번 복용한다. 식사 중간의 공복에는 시스테인 1,000mg을 먹는다.

금연을 위해 니코틴 껌을 씹는다면 커피, 콜라, 산성음료 등은 껌을 씹기 전에 마시지 않는다. 니코틴의 흡수를 크게 억제하기 때문이다.

스트레스

칼슘을 매일 500~1,000mg 섭취하되 50세 이상의 여성은 1,500~2,000mg으로 섭취량을 늘린다. 40세 이상의 여성은 DHEA 호르몬을 매일 25mg, 40세 이상 남성은 50mg씩 섭취한다. 마그네슘은 250~500mg, 비타민 B군 복합체는 25~50mg, 이중작용 성요한풀 복합제제 300mg은 하루 1~2회, 멜라토닌은 자기 전에 1~3mg 복용한다.

햇볕에 탄 데

탄 자국이 다 없어질 때까지 비타민 C 500mg을 매일 오전과 오후에 추가로 섭취한다. 피부에는 알로에베라 젤, 유기유황 로션, 비타민 E 크림(2만IU)을 매일 3~4회 바른다.

사마귀

비타민 C 복합체를 매일 1,000~2,000mg 먹으면 신체의 면역기능이 강화되어 사마귀가 생기는 것을 예방할 수 있다. 건조 형태의 비타민 E

400mg을 하루 3회 복용하며, 비타민 E 기름(2만 8,000IU)을 하루 1~2번 발라주면 빨리 사라지게 하는 데 도움이 된다.

만성피로증후군

베타카로틴 1만IU를 5일 복용하고 이틀 쉬는 간격으로 복용한다. 비타민 C 1,000mg과 비타민 E 200~400IU, 달맞이꽃 종자기름 500mg과 유기유황 1,000mg을 하루 1~3회, 시스테인을 비타민 C와 함께 1:3의 비율로 하루 1회 복용한다. 비타민 B군 복합체 50mg과 비타민 B_{12} 1,000mg, 항산화제를 오전과 오후에 1알씩, 코큐텐은 30~100mg, 셀레늄 200mg, 킬레이트화된 아연 15~50mg은 하루 한 번 복용한다. 반면 아르기닌이 풍부한 식품과 카페인이 있는 음료는 절대 피해야 한다.

연령별 맞춤 비타민·미네랄 처방

필자가 30년 가까이 의사생활을 하면서 안타까웠던 점 중 하나가 많은 비타민이 있지만 나이와 성별에 따라서 맞추어진 비타민은 없다는 점이다. 그저 여러 가지 영양소를 끼워 맞추고 나이가 어리면 적게 먹고 더구나 남녀 구별 없이 복용하는 것이 관례였다. 또 건강관리에도 유행이 있어서 자신의 몸 상태에 맞춰 영양의 균형을 맞추는 것이 아니라 '뭐가 좋다더라' 하면 너도 나도 좋다는 것에 달려들곤 한다.

몇 년 전, 필자가 방송에서 건강에 좋다고 소개하면 그 식품들이 시장에서 동이 날 정도였던 적이 있었다. 이처럼, 사람들은 어떤 식품이 좋다고 하면 그것만 찾는 경향이 있다. 나름대로 세심하게 건강관리를 한다는 사람들조차 영양 균형에는 무관심했던 것이다.

약이 되는 음식, 약이 되는 건강 관리법은 연령과 성별, 생활습관에 따라

저마다 다르다. 하지만 생애 주기에 따라 공통적인 부분도 있다. 그래서 필자는 건강식품 전문기업 CJ뉴트라와 함께 연령별, 성별 생애 주기에 따른 맞춤형 비타민을 공동 개발했다. 개개인의 특성을 정확하게 맞출 수는 없지만 90% 이상 도움이 되리라 확신한다. 필요한 경우 모발검사를 하게 되면 좀 더 정확한 개인 처방을 할 수 있다.

청소년기 싱싱하게 피어날 푸른 '꿈'을 위해

활기찬 에너지 · 튼튼한 뼈 · 밝은 눈

청소년기에는 성장과 두뇌 발달을 위한 다양한 영양소가 필요하다. 성장을 위해서는 단백질과 칼슘뿐만 아니라 세포 성장에 필요한 아미노산과 핵산의 합성에 요구되는 영양소, 칼슘의 흡수를 돕는 비타민이 필요하다. 그리고 뼈 성장에는 칼슘뿐만 아니라 마그네슘과 비타민 C도 필요하다.

성인보다도 청소년에게는 성장을 위해서 철분이 필요하다. 두뇌의 발달을 위해서는 두뇌 자체의 성장을 돕는 인지질과 두뇌 발달을 돕는 성분도 필요하다. 또한 수험공부로 지친 눈의 피로를 덜어주고 눈에 영양 공급을 해주는 것도 필요하다.

맞춤 영양제 처방전

건강한 뼈
- **칼슘** | 뼈의 성장과 두뇌의 기억력 증가
- **비타민 D** | 칼슘의 흡수율 증가
- **비타민 K** | 뼈의 구성 성분

에너지 생성·대사
- **비타민 B군, 나이아신, 마그네슘** | 단백질, 지방, 탄수화물을 에너지로 생성 및 대사
- **비타민 E** | 항산화 기능
- **엽산** | 세포와 혈액 생성

눈 피로 개선
- **빌베리** | 눈의 피로회복
- **비타민 A** | 레티노이드로 망막에 필요한 영양소

30~40대 성인 남성 성공을 향한 활기찬 '에너지'

영양 강화 · 항산화성분 충전 · 스트레스 격파

30~40대 성인 남성은 가장 스트레스도 많이 받고 일도 많이 할 나이이다. 잦은 술자리와 흡연도 건강을 해치는 요인이다. 술과 흡연은 피로를 더욱 가중시킨다.

그렇기 때문에 성인 남성에게는 피로회복과 간기능 개선을 위한 영양성분이 필요하고 또한 담배로 인해 생길 수 있는 폐암 예방을 돕는 영양소도 요구된다. 술이나 비만으로 인한 고지혈증도 잘 생기므로 고지혈증의 예

방도 필요하다.

맞춤 영양제 처방전

스트레스로 인한 긴장 완화
L-테아닌 | 인간의 뇌파 중 안정감을 느끼게 하는 알파파의 발생 증가

에너지 생성 · 대사
비타민 B군, 나이아신, 비오틴 | 단백질, 지방, 탄수화물을 에너지로 생성 및 대사

항산화 · 영양밸런스
비타민 C, E | 항산화 기능 향상
엽산 | 세포와 혈액 생성
비타민 B_{12} | 엽산 대사
아연 | 면역기능 개선과 세포분열 관여

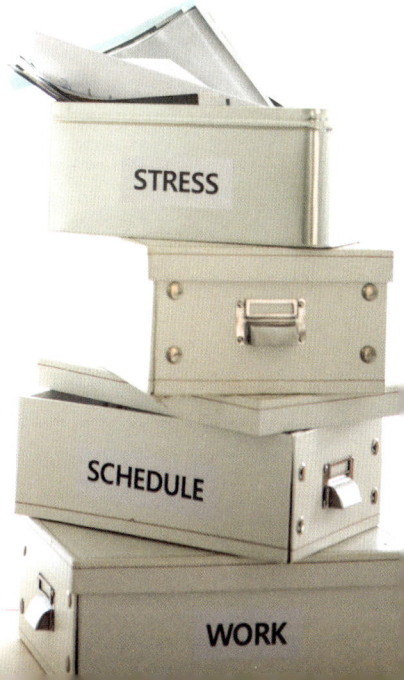

30~40대 성인 여성 — 진정한 '아름다움'이 꽃을 피울 때

항산화성분 충전 · 윤택한 피부 · 정상적인 면역력

30대가 되면서 여성은 노화가 나타나기 시작한다. 노화의 원인인 활성산소가 점점 증가하기 때문이다. 출산을 한 경우에는 뱃살도 늘어지게 되고 피로도 더 많이 생기게 된다. 폐경기의 골다공증을 예방하기 위해 30대부터 골밀도를 높일 수 있도록 칼슘과 비타민 D를 복용해야 한다.

출산 후에 생기는 빈혈은 피로, 두통, 우울증 등을 일으킬 수 있으며, 출산 후 잘못된 과도한 다이어트는 오히려 건강을 해칠 수 있다. 균형 잡힌 영양소가 더욱 필요한 시기이다.

맞춤 영양제 처방전

노화방지
코엔자임 Q10, 셀레늄, 비타민 C, 비타민 E | 항산화작용으로 활성산소 제거

피부건강
비타민 A | 피부와 점막을 형성, 기능 유지

면역기능
아연 | 면역기능 개선과 세포분열 관여

50대 이상의 남성 인생의 보람을 이끄는 '자신감'

건망증과 치매 방지 · 면역력 증진 · 전립선 건강

수명이 늘어남에 따라서 2008년 통계를 보면 남자 평균수명이 76세가 넘었다. 이제는 60세가 넘어도 노인이라는 소리를 듣기가 힘들다. 하지만 나이가 든 만큼 체력은 떨어진다. 특히, 전립선비대증 등 전립선 질환은 서구화된 식단으로 급격히 증가 되었다. 나이가 들면서 가장 무서운 것 중의 하나가 건망증과 치매이다. 노화의 원인이 되는 활성산소를 줄이면 성인병도 줄어들게 된다.

맞춤 영양제 처방전

전립선 건강
- 쏘팔메토 - 전립선 건강에 도움

피로회복 / 면역력 증진
- 홍삼 - 피로회복, 면역력 증진
- 비타민 B군, 나이아신, 비오틴 - 단백질, 지방, 탄수화물을 에너지로 생성 및 대사

항산화 / 영양밸런스
- 비타민 E, 셀레늄 - 항산화 기능
- 엽산 - 세포와 혈액 생성
- 아연 - 면역기능 개선과 세포분열 관여

50대 이상의 여성 영원한 '젊음'을 위하여

갱년기 극복 · 골다공증 예방 · 우아한 피부

50대가 되어 폐경기가 되면 여성호르몬 부족으로 갱년기 우울증도 생기고 골다공증도 심해진다. 골다공증이 심해지면 척추나 대퇴부 골절도 잘 일어나게 되어 생명 위협이 될 수도 있다.

남성보다 여성은 평균수명이 더 길어 약 82세 이상이 된다. 노화가 진행될수록 건망증과 치매가 더 잘 생길 수 있다. 따라서 노화의 원인인 활성산소를 없애는 영양소가 남성보다 더욱 더 필요하다.

항산화 성분은 피부의 노화 방지에도 도움이 되어 주름도 덜 생기게 만든다. 겉뿐만 아니라 속도 건강하고 아름답게 가꾸는 것이다.

맞춤 영양제 처방전

뼈 건강
- 이소플라본 | 골밀도 손실 방지
- 칼슘, 비타민 D | 모자란 칼슘의 보충과 흡수에 도움
- 비타민 K | 뼈 형성
- 마그네슘 | 근육기능 유지

항산화
- 셀레늄, 비타민 C, E | 항산화 기능

피부 건강
- 비타민 A | 피부점막 형성, 기능 유지

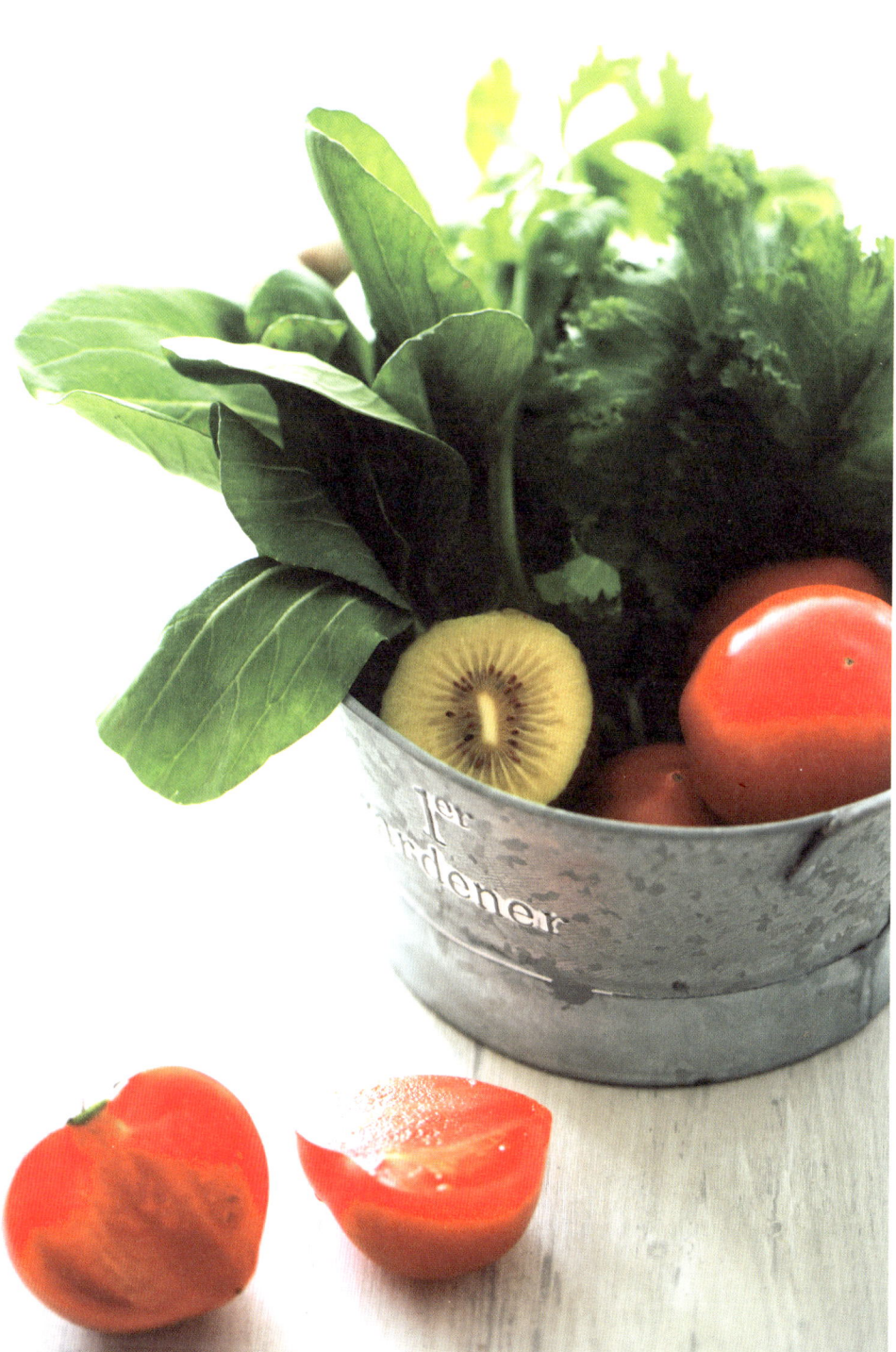

유익한 정보와 다양한 이벤트가 있는
리스컴 블로그로 놀러 오세요!

홈페이지 www.leescom.com
맛있는 책 카페 cafe.naver.com/leescom
리스컴 블로그 blog.naver.com/leescomm

착한 비타민
똑똑한 미네랄
제대로 알고 먹기

지은이 | 이승남

기획·진행 | 이명제

디자인 | 정미영 이미정
영업관리 | 김종선 이진목 박인지
경영관리 | 서민주

인쇄 | 금강인쇄(주)

펴낸이 | 이진희
펴낸 곳 | (주)리스컴

초판 7쇄 | 2020년 12월 21일

주소 | 서울시 강남구 밤고개로 1길 10 수서현대벤처빌 1427호
전화번호 | 대표번호 02-544-5194
　　　　　　영업부 02-540-5193
　　　　　　편집부 02-544-5933 / 544-5944
FAX | 02-540-5194
등록번호 | 제2-3348

이 책은 저작권법에 의하여 보호를 받는 저작물이므로
이 책에 실린 사진과 글의 무단 전재 및 복제를 금합니다.
잘못된 책은 바꾸어드립니다.

ISBN 978-89-91193-47-5　13510
책값은 뒤표지에 있습니다.